こころの病を診るということ
私の伝えたい精神科診療の基本

青木 省三　川崎医科大学精神科学教室主任教授

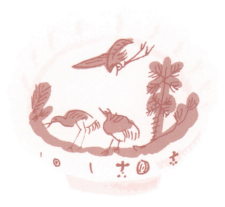

医学書院

こころの病を診るということ
——私の伝えたい精神科診療の基本

発　　行	2017年 4月 1日　第 1 版第 1 刷ⓒ
	2021年 6月15日　第 1 版第 4 刷

著　者　　青木 省三
　　　　　あおき　しょうぞう

発行者　　株式会社　医学書院
　　　　　代表取締役　金原　俊
　　　　　〒113-8719　東京都文京区本郷 1-28-23
　　　　　電話　03-3817-5600（社内案内）

印刷・製本　三報社印刷

本書の複製権・翻訳権・上映権・譲渡権・貸与権・公衆送信権（送信可能化権を含む）は株式会社医学書院が保有します．

ISBN978-4-260-03020-5

本書を無断で複製する行為（複写，スキャン，デジタルデータ化など）は，「私的使用のための複製」など著作権法上の限られた例外を除き禁じられています．大学，病院，診療所，企業などにおいて，業務上使用する目的（診療，研究活動を含む）で上記の行為を行うことは，その使用範囲が内部的であっても，私的使用には該当せず，違法です．また私的使用に該当する場合であっても，代行業者等の第三者に依頼して上記の行為を行うことは違法となります．

JCOPY〈出版者著作権管理機構　委託出版物〉
本書の無断複製は著作権法上での例外を除き禁じられています．複製される場合は，そのつど事前に，出版者著作権管理機構（電話 03-5244-5088, FAX 03-5244-5089, info@jcopy.or.jp）の許諾を得てください．

はじめに

　新人の精神科医にとって、患者さんを担当し診察を行うことは、最初はとても緊張し不安なものである。診察室にやって来る患者さんは、しばしば自分よりも年上で人生経験も豊かである。話を聞いていても、精神症状なのか人生の悩みなのかよくわからない。病気の診断としては、いくつかの精神症状を認め、○○病かな、とも思うが、いまひとつ自信がない。精神療法をしようとしても何を話したらよいのかわからない。薬を処方しようとしても、何をどのくらいの量から始めるのが妥当なのか、そして作用・副作用を含めて、どのように説明したらよいのかなど、診察の1つひとつが不安になる。

　そのようなとき、現症と現病歴をたずね、精神症状を把握し、操作的診断基準を用いて診断し、治療ガイドラインや薬物アルゴリズムに従って治療していくという診療スタイルは明確であり、心強い。わが国にも諸外国にも優れたガイドラインがあり、それらはこれまでの研究のエビデンスに基づいており、地域や国を越えて、一定のレベルの診断と治療を提供し、有意義である。

　だが、臨床はそれだけで十分というものではない。精神症状の背景にある、患者さんの生きてきた人生と生きている毎日、これからの生活、そしてその苦労や喜びを聞きながら、その人の生きている日々が少しでもよいものとなるように支援することが求められる。それは症状を改善・消失させることを目標にはするが、仮に症状がなくならなくても、その人が楽しみや潤いのある人生を送れるようにする、すなわち人生の質を少しでもよいものとするということである。これは先達・先輩たちから受け継がれてきた、経験的・伝統的な治療といって

もよいかもしれない。

　病気を治す治療と、より質のよい人生と生活を目指す治療は、相反するものではなく、一方の限界をもう一方が補うというような相補的なものである。両者が対となって、初めて臨床は生きたものとなると筆者は考える。

　また、これからの成人の臨床においては、発達やトラウマ反応を視野に入れるという発達精神医学的視点が、これまで以上に求められる。その人を理解するためには、現在の症状を横断的に切りとるのでは不十分である。人の基盤である、もって生まれたものとその後の発達過程、生活史を加味しながら精神症状について考えていこうとするのである。もって生まれたものと、環境からの影響と、そして本人の意思や考えが影響し合う発達歴・生活史のなかに、現在の症状を置いて考えたとき、初めてその人の症状がより深く理解でき、より遠くまでを見る治療や支援を考えることができる。

　本書は、これから精神科医療の道に進もうとしている先生方と、それだけでなく経験を積んだ先生方にも、筆者が、これまでに学び、迷いながら考えたことなどを伝えたいという思いで記した。筆者自身が考えたこともあるが、先達や先輩、同僚から学んだことも記している。臨床においては、エビデンスが重要であると同時に、経験を蓄積し伝えていくことも重要である。読者の先生方には、自分の経験を通して本書を改変し、バージョンアップしていただきたい。精神科診療は、誰か一人の優れた臨床家が生まれればよいというものではない。誰もがその人らしい味のある優れた臨床家になるというのが目指す道である。

　本書が今後の精神医療を担う人たちになんらかの示唆を与えるものとなることを心より願ってやまない。

2017 年 2 月

青木省三

目次

1　診察前に考える ── 001

　受診時の様子はどうか　001
　緊急性をアセスメントする　004
　住んでいるところから見えてくるもの　008
　問診表から何が読みとれるか　011
　紹介状を意識しすぎない　013

2　診察を始める ── 014

　患者さんは治療者を映す鏡である　014
　「挨拶」の基本　015
　出会いは柔らかく、穏やかに　017
　「一人の人間」として出会う　018
　表情から読みとれること　018
　受診の経緯をどうたずねるか　020
　誰が、何を問題視し、どんな目的で受診したのか　021
　単身での受診の場合は家族の来院を求める　023
　家族や付き添いの人の話をどう聞くか　024
　患者さんのつらさを代弁する　024
　器質的なものが背景にないか　025

3 主訴をたずねる —— 027

「開かれた質問」から「閉じられた質問」へ　027
話せることだけを話してもらう　028
「こころを読みとられる不安」を和らげる　030
本人と家族の主訴は区別して聞く　031
主訴を明確にする――異物化、対象化、外在化　031
話されない主訴に気づく　032
異物化させるのが難しい症状もある　033
サラッとたずねたほうがよい主訴もある　034
きちんとたずねたほうがよい主訴もある　036
わかろうとし、わかってもらおうとする　037
閉じられた質問を効果的に用いる　039

4 生活歴、既往歴、家族歴をたずねる —— 054

生活歴をたずねる　055
既往歴をたずねる　057
家族歴をたずねる　057
家族について考える　059

5 主観的な体験を理解し、客観的に観察する —— 063

主観的な体験を理解する　063
客観的に観察する　064
理解と観察のバランスをどうとるか　065
主観的な体験が現実から乖離している場合もある　068

病歴・生活歴は主観に修飾されている　070
主観的体験と客観的表出のズレ　072

6　診察の途中で考える ── 075

性格と発達特性をどうたずねるか　075
病気か、それとも性格か　081
スムーズに問診を進められない場合　081
楽なとき、ほっとするときをたずねる　085
好きなこと、得意なこと、趣味をたずねる　086
心理検査をより有用なものにするために　086
1～2度の受診で来なくなる患者さん　087
質問によって理解を深め、気持ちを汲む　088

7　言葉のやりとりを確かなものとする ── 091

患者さんにとってのコミュニケーション──筆者の体験から　091
うなずく、相槌を打つ、語尾を継ぐ、まとめて返す　092
言葉のキャッチボールの流れ　095
言葉でのコミュニケーションと共有する文化　096
精神科臨床におけるコミュニケーションの難しさ　098

8　複数の情報を総合する ── 100

診察室の外の患者さんを知る　100
場面によって異なった姿が現れる　101
回復の兆候はどこで現れるか　105
よい情報を共有する　107

9 生活を理解する —— 109

日常生活で、何にどのように困っているか　109
エピソードから生活を想像する　115

10 生活史を理解する —— 121

人生の大きな流れを知り、仮説を立てて考える　121
人生の負荷の増加と精神症状の出現　123
ケース❶：経済的困窮から抑うつ状態となった例　124
ケース❷：介護負担の増加でうつ病が遷延した例　126
ケース❸：人付き合いの減少で精神症状が出現した例　129
ケース❹：友人が少なく不登校となった例　131
ケース❺：脳梗塞後に妄想が出現した例　134
ケース❻：転地・転職を繰り返す例　136
ケース❼：生活への不安の軽減により症状が軽快した例　140
ケース❽：外傷体験の影響か判断に迷う例　141

11 診断する —— 144

診断・評価するというプロセス　144
外来受診の流れのなかで診断する　144
入院生活の広がりのなかで評価する　147
診断基準で見えるもの・見えないもの　148
非定型・非典型な病像や経過から考える　149
すべての人は非定型・非典型である　150
グレーゾーン診断の意義　154
診断を保留することもある　155

状態像診断からスタートする　156
　　　了解可能と了解不能—内的体験を理解する　157
　　　反応性と考えてみる　158

12　病気の経過(形)を知る ——————— 160

　　　病気はどこへ向かっているか　160
　　　統合失調症の発病過程と回復過程　161
　　　うつ病の発病過程と回復過程　166
　　　発達障害の反応性精神症状の増悪と回復　169

13　発達を視野に入れる ——————— 172

　　　なぜ発達を視野に入れる必要があるのか？　172
　　　発達障害を考えるときの前提　172
　　　成人の発達障害の診断　174
　　　社会性やコミュニケーションの障害　175
　　　こだわり　178
　　　ADHDについても考える　181
　　　統合失調症との鑑別　183
　　　保護を失うと破綻しやすい　185
　　　苦手なことを任されると破綻しやすい　187
　　　何が高度で、何が軽度か　194
　　　その人なりの生き方を模索する　196

14　トラウマの影響を視野に入れる ——————— 200

　　　体験の強度や内容に関係なくトラウマ反応は起こる　200

精神症状の基盤にあるトラウマ反応は気づきにくい　201
トラウマ反応は危機や負荷が強まったときに顕著となる　204
人に対する信頼の乏しさに目を向ける　207
現在のトラウマ反応に気づいていない場合もある　209

15　治療と支援の基本 ──────────── 213

精神科治療の目指すもの──人生と生活　213
個々の治療アプローチの総和として力を発揮する　214
人のこころを治せるのは"人"である　216
「保存的」「支持的」治療アプローチを基本とする　217
治療による外傷を最小限にする　219
生物学的な要因と心理学的な要因に対する働きかけ　222
本人が合わせるか、本人に合わせるか　223
生活へのアプローチ　224

16　薬物療法 ──────────────── 231

薬物療法の位置づけ　231
治療全体のなかでの薬物療法の役割を考える　232
薬物療法からスタートする場合　235
処方を迷う場合は2〜3回の診察を経て考える　235
どのように処方するかによって薬の効果は大きく異なる　236
「薬が効く感じがする」ときほど注意を要する　236
処方の変更や中止の際は時間をかけて説明する　237
症状に対して薬を処方していると多剤併用となりやすい　238
服薬感を伝えて不安や恐怖を和らげる　239
「こころの痛み止め」として服薬する　241

よい人生を生きるために服薬する　242
服薬をお願いするときもある　243

17 精神療法 ── 245

限られた時間を精神療法的にする　245
人柄精神療法――理論や技法以前に大切なもの　246
身体治療の小切開や外傷処置のイメージで行う　247
支持する　248
「これでよい」と肯定する　249
リフレーミング　249
小さなよい変化に気づき、大切にする　250
疲労に気づく　250
出会いと別れ　252
現実的な助言と配慮をていねいに　253
助言のバリエーションを増やす　254
「頑張りましょう」と助言する　259
日常生活に焦点を当てる――根源的な問題を日常生活の問題におきかえる　261
よい瞬間はないか　263
雑談をする　263
患者さんの治療意欲と希望を引き出す　265
穏やかで平和な雰囲気を提供する　265

18 治療者の姿勢・態度 ── 268

「人のこころはわからない」というスタンス　268
医師という存在のもつ力　269
病気・障害の同質性と異質性　270

"中立的な態度"とはどういうものか　272
患者さんとの距離のとり方——近くか、遠くか　273
患者さんとの距離の調整の仕方——近くから、遠くへ　274
治療者は「冷静で親身な第三者」であるべき　275
治療者が自身のコンディションを自覚する　276
治療者に必要なのは仲間である——孤立を防ぐ　277

おわりに ——————————————————— 279

索引 ——————————————————————— 281

表紙デザイン：糟谷一穂
表紙イラスト：橋本　豊
本文デザイン：マツダオフィス

1

診察前に考える

受診時の様子はどうか

受付段階でとらえられる患者さんの特徴

　初めて外来にやって来た患者さんと最初に接するのは誰か？　受付のスタッフである。そのスタッフに受付時の患者さんの様子を教えてもらうことは、患者さんの特徴をとらえるうえでとても大切である。

　たとえば患者さんがどのように受付にやって来たか、一人なのか、それとも親や子や夫婦、家族など誰かと一緒だったのか。誰かと一緒の場合は、誰が受付をし、その際の本人の様子はどうだったか。本人がしぶしぶやって来たのであれば、嫌そうな雰囲気を醸し出しているし、家族間での衝突が続いていたのであれば、ピリピリとした険悪な様子が窺えるだろう。なかには受付のスタッフに早速何かの相談を始めようとする人もいれば、スタッフの些細な言葉に反応し怒り出す人もいる。

　待合室で患者さんがどのように待っているかも確認するとよい。焦燥の強い人は落ち着きがなく、抑うつの強い人は動きなく小さく縮こまっていることが多い。被害妄想や対人緊張が強い人は、ほかの患者さんと距離をおこうとするし、しばしば後ろが壁に面した端の席やいつでも外に出られるような入り口に近い席に座る。加えてマスクやサ

ングラスを着用していることもある。聴覚過敏の強い人は、待合室の外の誰もいないところで待つのを好む傾向にある。また新しい環境が苦手な人は、緊張した面持ちで座っていたり、時には落ち着きがなく声を出したりする。周囲の患者さんの迷惑を顧みず大きな声で話す人もいるし、隣に座っている患者さんに突然話しかけ、主治医の評判をたずねたりする人もいる。不安そうに、時には「いつまで待たせるのか」ととがめるように、受付のスタッフに繰り返し目を向ける人もいる。

　患者さんが診察室で深刻な問題について話をしていても、待合室で柔らかな表情や笑顔が出ていれば、その問題に24時間悩んでいるわけではないことがわかり、どこかほっとする。逆に、待合室ではピリピリとした雰囲気があるのに、診察室では笑顔になるような場合は、どこか無理をしているのではないかと考えてみる。親子や夫婦（カップル）が待っているときは、それぞれが何をしているか、話しながら待っているか、二人の位置や間隔はどうか、などを確認する。このような1つひとつが、診療を始めるうえでの大切な情報である。

　診察医はスタッフから受付時の様子を聞き、診察前に、患者さんの身体状態や精神状態（特に緊急性）、どのくらいの時間待てそうかなどを判断する。待っている間も焦燥が強くじっとしていられない場合などは、すみやかに診察したほうがよい。患者さんが特別扱い、急いでの診察を求めてくる場合などもあるが、基本的にはルール通りに待ってもらうようにする。待合室の人の多さが気になり緊張している患者さんには、待ち時間の目安を伝え別の場所で待ってもらうこともある。待ち時間が長くなりそうなときは、お茶や食事に出かけることを勧める場合もある。

待合室の雰囲気を大切にする

　待合室は時に賑やかに、騒がしくなることもあるが、できれば静かで穏やかなものとなるように心がけたい。診察医や看護スタッフが顔

を出し、時に患者さんのそばに行って座ったり、話しかけたりすることが、穏やかな雰囲気を保つのに役立つ。

　診察医は、次の順番の患者さんを呼び入れる際に、待合室全体の様子に何気なく注意しておきたい。待っている患者さんを一人ひとりじっと見つめると、見つめられた患者さんだけでなく、連鎖するように待合室全体の緊張感が高まり、患者さんが落ち着いて待てなくなるので、ぼんやりと見るくらいがよい。待合室での表情や雰囲気は、診察室でのそれとは異なることも多いので、待合室での患者さんの様子を知ることは診察室との差をとらえるのに役立つ。

　マイクで患者さんを診察室に呼び入れるシステムの場合は、呼んでも反応がない場合などに、ときどき、診察室の扉を開けて待合室をのぞくとある程度感じがつかめる。

　診察室の扉を開けると待合室の患者さんの目が一斉に注がれて、診察医のほうが緊張してしまい、「診察室とじこもり」反応が起こることがある。そうならないために、診察医みずからときどき診察室から待合室に出て、挨拶程度の声かけなどをすると、一斉に目が注がれることは減るように思うので、試してみてはどうか。

エピソード

　ある日の待合室はどことなくざわざわし、皆がくつろいで待っている様子ではなかった。診察室に入室してくる患者さんのうちの何人かは、そわそわして落ち着きがなかった。気になって患者さんのリストを見てみると、ある患者さんが予約外に受付をして待っていた。どうも、その患者さんが受診すると待合室全体が落ち着かなくなるようだ。この患者さん、悪意はないのだが、大きな声で近くの患者さんたちに話しかけるのである。時には、ほか

の患者さんに「（今、診察室に入っている人は）なかなか出てこないな」とか「あんたの診察は短かったな」などと話しかけるので、待っている患者さんたちにとってはとてもプレッシャーになるようであった。

　患者さんは、自分より前に診察室に入る患者さんの診察時間が気になるものである。なかには、「自分の診察時間が短いのは、自分のことをそれほど心配してくれていないからではないか」などと考えたりする患者さんもいる。先ほどの患者さんの発言は、ほかの患者さんを緊張させ、ひいては待合室全体の緊張感を高めた。その結果、周囲に配慮しながら、時には過剰に気を遣いながら生きている一部の患者さんは、診察室に入っても座ろうとせず、立ったままで「私には特に困ったことはありません。お薬だけでいいです」と言いさっさと立ち去ろうとした。座って話すように勧め、日常生活のことなどをたずねたが、終始落ち着かない様子であった。

　待合室での大きな声や会話は、ほかの患者さんに与える影響が大きい。それからは、その男性が受診した際には、診察室の扉を開け、待合室に姿を現す回数を増やし、時に男性に「もう少し待てる？」などと話しかけるようにした。その後は、男性の声はいくらか小さくなり、待合室も落ち着いた雰囲気を取り戻したのである。

緊急性をアセスメントする

　診察前の段階から、緊急に判断を求められるケースであるかどうか

について、2つの点から考える。1つは精神状態の緊急性、もう1つは身体状態の緊急性である。

精神状態の緊急性

　まず精神状態の緊急性の判断については、緊急の安全確保が必要かどうかを見極める。

　不安、恐怖、混乱が強く認められ、言動から幻覚妄想状態が疑われる場合は、診察室や処置室で待機してもらい、できるだけすみやかに診察し、医療保護入院なども含めて治療方針を判断することが求められる。患者さんの安全確保と治療のために緊急入院が必要なときもある。ここで注意してほしいのは、この場合の「すみやかな診察」は短時間がよいという意味ではなく、不安や恐怖の強い状態のままで放っておかないという意味である。診察の際には、治療や入院に向けて、ていねいに粘り強く合意を探る必要がある。入院は、医療者にとっては患者さんの安全と治療のための適切な行為であるが、患者さん本人にとっては突然拘束されてまったく経験したことのない世界に連れて行かれるという、ある意味ではまさに妄想が現実となるような恐ろしい体験になりうることを忘れてはならない。患者さんの言動がたとえ幻覚や妄想であろうとも、それを患者さんの悩み苦しみとして話を聞くなどすることで、入院による心的外傷を少しでも小さくすることが大切である。

　同様に、焦燥や希死念慮の強い抑うつ状態の場合も、緊急に入院治療を行うなどの判断が必要になることがある。

症例 I 重症うつ病の自殺念慮

......

　ある家内工場で一番の働き手であった女性が、過労と経済的な

余裕のなさで焦燥の強い抑うつ状態に陥り受診したときのこと。希死念慮を認め、「死なない」という約束を交わそうとしたが、「もう、私はダメなんです。私なんていないほうがいいんです」と言うだけで会話が十分につながらず、ふーっと自分の考えに引き込まれる感じであった。いても立ってもいられないという焦燥感も強かった。自殺を防ぎ治療をするために入院を勧めたが、家族からこの女性がいなくなると家業が明日から破綻してしまうと言われ、家族に十分に気をつけるように話し、1週間後の再受診とした。だが数日後の深夜、激しい自殺企図が起こり、救急外来に運び込まれ入院。なんとか一命はとりとめたものの、前回の受診時にもう少し強く入院を勧めるべきであったと反省した。

　重症のうつ病の患者さんは、悲観的・否定的な思考・妄想に入り込み、こちらからの話が耳に入らなくなる場合がある。それに加えて焦燥を伴っていたりすると、自殺企図の危険が高まってくる。そのときは、本人と家族に「医師から見てとても心配である」ことを伝え、入院を勧めるべきである。家族も入院などは念頭にないことが多いが、危険性についてていねいに説明すると、家族にも思い当たることがあり、同意が得られる場合が多い。

身体状態の緊急性
　次に身体状態の緊急性の判断であるが、数日間のうちに精神症状が出現している場合や、急性の意識障害、意識混濁状態の可能性がある場合には、採血、脳波、CTなどの検査を行い、異常があれば他科紹介を迅速に行える準備をしておく。特に、頭部外傷や発熱、感冒様症状などがあるときは、脳内出血や脳炎などに注意を要する。

摂食障害で極度のやせが疑われるときは、体重測定や採血検査を診察前の待ち時間で行ってもよいかたずねる。もちろん、拒否される場合もあるが、その際は診察時にあらためて勧めてみる。極度のやせの場合は、精神科診察だけでなく、内科などの他科診察が緊急に必要なことも多い。

> **症例｜摂食障害の30代女性**
>
> 　その女性は初診時、体重が30kgを切り極度にやせていたので、診察前ではあるが、採血検査をしてもよいかたずね、許可を得た。その結果、肝機能、特にAST、ALTが1,000台に上昇しており、精神科診察よりも先に内科診察を依頼した。内科で即日入院を勧められたが拒否。精神科でも時間をかけて内科入院を勧めたが、「自分の計画で治したい」ときっぱりと拒否した。その後、近くの内科に週2回受診してもらうことと、緊急時に救急病院を受診することを提案し、精神科受診を続けることになった。
>
> 　この女性の場合、身体の安全を優先するか、女性の意思を尊重するか、筆者は判断に迷った。ただ無理に入院したら治療の拒否はより強固なものとなり、身体的危機を強めると考え、まずは女性の意思を尊重することとした。
>
> 　女性は自分で自分の身体をコントロールしたいという気持ちが強く、入院という提案を受け入れなかったが、自分なりの食事摂取プログラムを立て、幸いなことに、1か月後、肝機能は正常値に復していた。このように治療を拒否する場合でも、緊急時にはどこに受診するかなどを話し合っておく必要がある。

　摂食障害のやせ状態では、身体的に重篤であっても、本人の自覚と

しては「元気」であり、「元気に振る舞う」こと、時には「元気に見える」ことも少なくない。そのため、身体の精査や処置が遅れてしまうことがある。精神科的な診察以前に、身体の精査の必要性について判断することが求められるのである。総合病院であれば、内科・小児科などに紹介して診てもらう時間的なゆとりがあるかどうかも併せて判断しておく必要がある。

傾眠傾向など意識障害が疑われる場合も、検査や他科紹介の準備が欠かせない。

住んでいるところから見えてくるもの

地方都市は家族や地域との結びつきが強い

臨床を行う場、たとえば都会か地方都市かによって、患者さんのおかれている状況はだいぶ異なるであろう。

筆者が診療を行っている地方都市では、住所を聞くだけで、サラリーマンの多い住宅街なのか、古くからの田園地帯なのか、人の少ない山間部の村なのか、人の行き来の比較的少ない島なのかなど、その人の住む地域の特徴が思い浮かぶことも多い。その人の住む土地がぼんやりと浮かんでくると、その地域の人間関係の密度や文化、社会経済階層、人の流動性などもある程度想像できる。古い伝統的な文化に生きる人たちと、住宅地の開発に伴って移住してきた新しい文化に生きる人たちが混在しているような地域もある。

その土地に働く精神科医は、学校やスーパーマーケットをはじめとする生活拠点に出かけ、買い物などをしながら、その土地の空気を直に感じることも大切である。単身者が多いとか、若い家族が多いとか、高齢者が多いなどの情報は、いずれも患者さんの背景を知るうえで非常に役に立つ。実際にスーパーマーケットに行くとその土地の景気も

わかる。高齢者の買い物かごを何気なく見ると、どのくらい生活に余裕があるかを感じられるし、若い母親が泣き出す子どもをあやしながら買い物をしている姿を見ると、母親と子どもの苦労をいくらか感じることもできる。病気はその人の住む土地と文化の影響を受けているものである。

　頻回に入院を繰り返す患者さん、難治な患者さんには、家庭訪問を考える。その人が生きている土地と家庭環境などを知ることにより、病気に関係する思わぬ要因に気づくことがある。

症例｜摂食障害の20代女性

　過食・嘔吐を主訴に20代の女性が受診した。女性は地域の人の結びつきの強い、まだ古い伝統が残っている土地に住み、両親ともに教師であった。それだけで女性が、町の人から模範とする「立派な教師」の子どもという目で見られ成長したのではないか、それが症状になんらかの影響を与えているのではないかと想像することができた。

　実際に診察してみると、兄は親に反発をして大学進学を機に上京、その後まったく帰郷していないという。女性も大学進学で上京したが、卒業を機に帰郷していた。過食・嘔吐の症状は高校時代に始まり、大学時代にいったん和らいだものの、帰郷して地元企業に就職後、激しくなっていた。それ以外の負荷もあり単純化はできないが、地域の、そして家の重圧が女性の負荷となっていたものと考えた。加えて、過食・嘔吐に対する家族の叱責が症状を悪化させているようであった。

　その後、家族が状況について理解し、女性を非難しなくなったことで症状は和らぎ、結婚を機にその土地を離れた後、認められ

> なくなった。

単身者が多い都会

一方、東京都などの都会ではどうだろうか。

一言で都会といっても地域差は大きいだろう。まだ人のつながりや独特の文化の残っている地域もあるだろうし、人のつながりの希薄な単身者が多い地域、家族同士が子どもの学校を介してつながりをもっている地域などもあるはずだ。経済層もさまざまである。JRや私鉄の駅名を聞けばいくらかぼんやりとその土地の様子が浮かんでくるかもしれない。

ただ、あくまでも印象であるが、都会になると家族などが同伴しての受診が減り、患者さんが一人で受診してくる率が高まる。一人での受診になると、その人の背景に見えてくるものが少なく、得られる客観的な情報が限定されてしまうことを自覚しておく必要がある。また、生きている環境に影響を受けている部分が見えなくなると、その人の、個の病気に見えやすくなることにも留意すべきである。

エピソード

> 「往診の達人」と名高いある医師は、患者さんの自宅を訪問する際の心得の1つとして、必ず車を少し離れたところに停めるという。家の前に停めるのは本人・家族にも、時には近所にも圧迫感を与えるので、それを避けるという意味もあるが、それだけではなく、少し歩いて患者さんの住んでいる町並みを知ることが、生活を支援するという観点でとても役に立つという。

問診表から何が読みとれるか

「何に困っているか」などの簡単な問診票を診察前に書いてもらう医療機関は少なくない。その際には、書かれている内容だけでなく、文字の大きさ、形、線の太さなどの形態や、書かれている文章の分量などに留意したい。

本人が書いた文字であれば、筆者は次のようなことを考える。

❶きれいな文字でぎっしり書き込まれている場合

文字の大きさや形が揃っていて、ぎっしりと書き込まれていれば、几帳面で強迫的な傾向やこだわりがあるのではないかと考える。あまりにも文章量が多いときには、診察でも細部が細かく話され、困ったことを全部話すには相当な時間を要するかもしれない。診察を始めた際は、少し話をまとめやすいように、話を要約するなどの補助が必要となるかもしれない。

エピソード

> ある10代の子どもに、診察時に「実のなる木」（バウム・テスト）を描いてもらった。子どもは葉っぱを1枚1枚ていねいに一生懸命に描き始め、30分ほど経った時点でも、樹冠の一部が描けた程度であった。疲れてきた様子が見えたので、「今日はこのくらいにしておこう。一度に描こうとすると疲れるからね」と途中で中止したが、その描き方の緻密さと余白の多さを見ながら、その子どもが何事にも長い時間を要することが窺われ、日々を生きていくなかで経験しているであろう大変さを実感した。

❷細くて繊細な文字の場合

　文字が非常に薄く線が細い場合には、ボールペンなどの握り方、外界のものへの向き合い方が淡いのではないかと考えてみる。統合失調症の破瓜型の患者さんや対人緊張の強い人、一部の発達障害の人は、線がか細い。握手をすると、握りしめる感じではなく、かすかに手を触れ合わせるような握手であったり、指を1本だけ触れ合わせるような人もいる。それは、人への過敏性や恐怖心を反映しているのかもしれない。逆に予想以上に力のこもった握手により、何事においても加減が苦手であることがわかる人もいる。

❸サイズがバラバラな文字の場合

　文字の大きさが不揃いな場合には、認知になんらかの問題がある可能性を、文字が次第に小さくなっている場合には、薬物性パーキンソン症状などを、問診表の枠からはみ出るように勢いよく大きな文字で書かれている場合には、誇大的や自暴自棄になっている可能性などを考える。

❹太くて濃い文字の場合

　文字が太く濃い場合には、押しの強さや怒りが潜んでいる可能性を、漢字などのハネやハライが勢いよく伸びていれば、自尊心の強さや誇大的である可能性などを考える。誤字やハネ・ハライの間違いは、不注意や注意の偏りがあることの表れかもしれない。

　いずれもあくまで可能性であり、このようなことを想像しながら、患者さんに実際に出会って、印象を確かめてみる。文字の印象と実際に出会った患者さんの印象は異なることも少なくないので、あくまでも補助的なものとして考えるとよい。
　逆に文字がきれいで整っていると、知的であると考えたり、性格が

よいとまで想像してしまうことがあり、判断を誤る原因となる場合もあるので注意する。

紹介状を意識しすぎない

　紹介状は前医の診断や治療が記されている大切な情報源である。ただ、「自傷行為や大量服薬を繰り返し『境界性パーソナリティ障害』と考えて治療してきました」とか、「うつ病と考えて治療してきましたが、抑うつ状態は改善せず、ベースにパーソナリティの問題があると考えています」などというような文章が書かれていると、それを読んだ治療者の側に知らないうちに「難しい患者さん」という先入観や身構えが生じてしまいやすい。そのような先入観や身構えが、その患者さんからパーソナリティ障害らしい言動を引き出してしまうこともある。

　詳しい病歴、治療歴を読むと、「もうこれ以上できることはないのではないか」という悲観的な考えや、時には「なんで今になって紹介してくるんだろう」という紹介医への不信感を掻き立てられることもある。

　だが、これらはいずれも紹介状をはじめとする前情報が診察医にもたらしたものであり、これから受診してくる患者さん自身がもたらしたものではない。前医が他医に紹介するのは、新たな目で診てもらうことで診断や治療が見直されることを期待しているからであるが、診察医が先入観や身構え、悲観や不信感を抱いてしまうと、目の前の患者さんをニュートラルに診ることが難しくなることがある。

　紹介状などの情報は重要だが、あまり深く読みすぎると、先入観に振り回されたり、防衛的になったりしやすい。実際に診察する際には、一度その情報を横に置いて、白紙の状態に戻して患者さんに出会うような気持ちが大切になる。

2

診察を始める

患者さんは治療者を映す鏡である

　患者さんにとって、診察とはどんなものか、どんなことをするのか、なんとなくのイメージはあっても具体的にはよくわからないものである。診察に対する漠然とした不安や恐怖を抱いていることもあるし、逆に悩みや苦しみが楽になるという強い期待をもっていることもある。

　いずれにしても初診、つまり"出会い"の際、患者さんは、治療者の表情や振る舞いに目を凝らし、「この人はどのような人か」と一生懸命に読みとろうとする。自分の悩みや苦しみを真剣に聞いてくれるだろうか、自分のことを本当にわかってくれるだろうか、何か話すと怒り出したり不機嫌になったりするのではないかなど、さまざまなことを考えるものである。

　よって治療者は、自分の言葉や振る舞いが患者さんにとって安心できるものか、患者さんが話をしやすいようなものとなっているか、いつも留意しておく必要がある。客観的な観察対象のように思える患者さんの表情は、実は治療者の表情を映し出しているかもしれないし、また硬い雰囲気の患者さんがいたとしたら、それは治療者が作り出している診察室の雰囲気を映し出しているのかもしれない。つまり、患

者さんの表情や雰囲気は治療者自身の態度や言動を映し出す鏡としてとらえるべきである、といっても過言ではない。

　治療者には、患者さんの不安や緊張などを想像しながら、安全で安心できる存在であるという雰囲気が伝わるような言葉や振る舞いが求められている、ということを忘れてはならない。

「挨拶」の基本

　まず、患者さんに診察室へ入ってもらう際に、部屋の中から声だけで呼び入れるのと、治療者みずから待合室に出て招き入れるのとでは、患者さんや家族の診察室での緊張感が大きく異なるということを覚えておきたい。筆者はできるだけ、自分から扉を開けて患者さんや家族を招き入れるようにしている。なぜなら顔を見て名前を呼んだ瞬間に患者さんがほっとした表情となることも少なくなく、その後の診察でも話がしやすくなるからである。つまり、顔を見て招き入れることによって患者さんや家族の緊張がいくぶんかほぐれ、単に声だけで呼び入れるのに比べ、診察室の敷居はずいぶんと低くなる。

　神田橋は、自著で次のように記している[1]。

　　通常、患者は待合室に待っている。そこに医者が出向いて、自己紹介、つまり名を名乗り、自分がこれから面接する担当医であることを告げるのが、標準的な手段である。そうすることが好ましい理由は幾つかある。第一の理由は、その方が、患者にとって柔らかな場となるからである。……こちらが出向くのが、お客さんを楽な気持ちにさせてあげる心遣いであるということである。

　　　　　　　　　　　　　　（「精神科診断面接のコツ」p.82、1994）

診察室に入った後は、最初に患者さんを見て自分の名前を名乗り、挨拶をする。親や配偶者などほかの人と一緒であっても、まずは患者さん、それから同伴者に挨拶をするという順番がよいだろう。

　最初の挨拶では患者さんに対し「待ち時間が長くてしんどくなかったですか？　はじめまして。青木です。○○さんですね。よろしくお願いします」などと声をかけ、それから家族を見て、「ご主人（お母さん）ですか？　はじめまして。どうぞよろしくお願いします」と挨拶し、あらためて患者さんのほうを向いて「さて、今日はどんなことにお困りでおいでになられたのですか？」とたずねる。横から家族が説明しようとする場合もあるが、「最初はご本人からお話を聞かせてくださいね。後でご家族のお話も伺いますので」とまずは患者さんの話から聞くようにする。

　ちなみに患者さんの同伴者を年齢などから安易に判断して「お母さん」や「ご主人」などと呼ばないほうがよい。年配の人が来た場合、その人は親ではないかもしれない。親戚かもしれないし、知人かもしれない。夫婦と思っていたら、出会ったばかりのカップルであったり、時には雇用主や不倫の相手であったりすることもある。判断に迷う場合は、挨拶だけして、「青木です。……えーっと？」などと振ると、「友人です」などと自分から本人との関係を話し始めることが多い。

　また10代の子どもが二人で来た場合などは、二人の関係がこれからどのように変化するかわからないので、友人には退室してもらい、本人だけから話を聞いたほうがよい場合もある。

　同席している人は、主治医と患者さんとのやりとりを聞くことになる。そのことが、「ずっと苦しんでいたんですね。初めて聞きました」というような患者さんのつらさを理解する体験につながり、両者の関係を修復するというポジティブな機会になることもあれば、傍らに座っている人には聞かれたくない話題、たとえば過去の受診歴やつらい家族歴などの情報や秘密を、思わず患者さんが診察医に話してしま

うというマイナスな機会となることもある。特に職場の上司や義理の親などが同席する場合は、患者さんにとって大切なことは同伴者に退室してもらってから話を聞くなどの配慮が必要である。

出会いは柔らかく、穏やかに

　出会いの瞬間は医師も緊張するが、患者さんはそれ以上に緊張しているので、できるだけ柔らかく、穏やかに接することを心がけたい。診察を待つ間に緊張感が高まる人も多いので、受診するのは大変ではなかったか、待ち時間はどうだったか、病院までの交通経路や時間、寒さ・暑さなどをたずねつつ、ねぎらいの言葉を一言添えるとよいだろう。

　診察医の声や態度の大切さは、昔から指摘されてきた。誰でも不安になったり緊張したりすると、声がかん高くなったり、早口になったりと変化する。声には、そのときの精神状態が反映される。声が柔らかく穏やかなものとなるように心がけると、聞き手の不安や緊張もいくらか和らいでくる。

　星野は自著で次のように述べている[2]。

> サリヴァンがいう vocal psychotherapy は狭義の「精神療法」に限らない。精神科の治療全体について言えることである。医師や治療スタッフの穏やかな物腰、表情、接し方なども一種の vocal psychotherapy である。その治療力は弱く即効性はないけれども、長い目で見て病棟や外来あるいは面接室の雰囲気に温もりをもたらし、患者の回復を柔らかくする作用があるだろう。
> 　　　　　　　　　　　　　　　（「治療のテルモピュライ」p.17、1998）

「一人の人間」として出会う

　大切なのは、患者さんを「自分の考えや意思をもった一人の人間」とみなして出会うことである。成人なのに子ども扱いをしたり、判断力のない人とみなしたりすることにより、その人が自分の困っていることや考えていることを診察医に伝えようという気持ちを損なわせることにつながりかねない。子どもであっても成人であっても、認知症であっても知的障害であっても、一人の人間として向き合うことが必要である。

　患者さんは考えや意思がはっきりと自覚できていなかったり、言葉として表現する能力が限られていることも多い。だが、たとえうまく語れなかったとしても、考えや意思をもっている存在として話を聞こうとする姿勢が大切である。考えや意思は、一人の人間として遇されることによって、初めて形ができてくることも少なくない。治療や支援とは、こうした患者さんのうまく言葉にならない考えや意思を受けとめながら進めていくものなのである。

　そのためには、上から見下ろすように話しかけるのではなく、互いの目線の高さを揃えることなども大切になる。そのうえで、患者さんに向かい話しかけ、患者さんの話に耳を傾ける。

表情から読みとれること

　出会いの瞬間に視線は合うか。対人緊張の強い人たち、たとえば統合失調症、社交不安症、発達障害などの人たちは視線が微妙に合わないことが多い。視線が合うことを極端に避ける人もいるが、少しずれたところを見ていたり、視線が合わないようにぼんやりと見ていたりする人もいる。逆に過度に視線を合わせてくる人もいる。

笠原は次のように述べている[3]。

　病人の入室時は診療のために大変大事な一瞬である。このときだけはいかに忙しくとも眼はドアに据えるべきであろう。早発感情（プレコックス・ゲフュール）はもとより、意識の障害（といっても勿論自力で入室できる程度の人のそれであるが）や社会適応力の程度等も、このときが一番分かりやすい。病人の方からみれば、一番プレッシャーのかかっている時である。それだけに外から見えやすいサインを彼らが一番多く出す瞬間でもある。
（「精神科における予診・初診・初期治療」p.61、2007）

また、発達障害をもつ人たちのなかには、次のような第一印象を感じることがある[4]。

　（初対面の時）独特の透明感、純粋さを感じさせる人たちがいる。不純な部分がない、濁りがないというのだろうか。世間には、オモテとウラ、本音と建前を使い分け、顔を見ただけでは心の中で何を考えているのかわからない人が多い中で、ウラがなくオモテだけで生きている人がもつ透明感である。
　また、不安そうな困惑した表情や雰囲気の人たちもいる。この人たちは、周囲からの情報をうまくキャッチできず、困っている。場面や状況を読み取ろうとするのであるが、読めずに困惑している。不安であるし、実に孤独である。
　診察の最初の一言に困惑する方もある。「今日はどのような相談で？」とか「何にお困りで来られたのですか？」等の最初の言葉でつまずく人が時々ある。漠然とした言葉が捉えにくく困惑し、そのため、返事に少し間があいたり、無言となったりする。
（青木省三・村上伸治 編「大人の発達障害を診るということ」pp.255-256、2015）

エピソード

　診察室に入室する際のノックの音にもその人の特徴が表れる。10年あまり、統合失調症と診断されてきた30代の女性は、紹介受診時、あまりにも力強くクリアで、迷いや加減がないノックの音を響かせて入ってきた。診察でも同様にはっきりとした質問をし、明確な返答や助言を求めた。質問について納得できるまでは執拗であるが、納得がいった途端に「はい、わかりました」とポキンと折れるように話が終わるのであった。診察室での身のこなしもぎこちなく、「それでは」と終わりの挨拶をしても立ち上がらず、退室のタイミングもつかみかねているようであった。統合失調症圏内かもしれないが、こだわりや力の加減のできなさ、場の雰囲気の読めなさなどから、発達障害傾向ももっているように感じた。

受診の経緯をどうたずねるか

　患者さんに硬く拒否的な雰囲気を感じれば、「今日は、ご自分から受診しようと思われたのですか？　それともどなたかに勧められて？」とたずねたい。若い患者さんであれば、「ひょっとして、君は病院なんて考えなかったけど、家族が言うのでしょうがないと思ってやって来たのではないの？」などと質問してみる。

　患者さん自身が納得した受診でないことがわかれば、「それでは、来るのがとても嫌だったでしょうね」「大変でしたね」と、まずはその不本意さをねぎらうことから始めたい。

　そのうえで、少し話をしてもよいという気持ちが感じられれば、

「せっかく来ていただいたのだから、少しだけお話を伺ってもいいですか？」とたずねてみる。

あまりにも嫌そうな場合には、家族などの同伴者に相談の内容を確認したうえで、本人の相談しようという気持ちのほうを重要視して、「今日は無理をして来てくれてありがとう。でも、一番大切なのは、あなたの気持ちなので、今日は診察はせず、もしあなたが相談したいと思ったら、また来てもらうということにしませんか？」と話し、診察を終えることもある。受診はあくまでも、本人のためのものであることを伝えることが大切である。

精神症状のために患者さんの判断能力が低下していたり、このまま帰すと患者さんや家族にリスクがあると判断したときなど、早めに医療につないでおく必要がある場合には、「あなたが困って大変な状態にいるようで、私は心配です。少しでもいいから話を聞かせてほしい。少しでも楽になるように応援したい」などと声をかける。

誰が、何を問題視し、どんな目的で受診したのか

受診は本人の意思によるものなのか、家族の希望によるものなのか。家族であれば、それは誰なのか、配偶者か親か祖父母かなどを知る。時には、職場の上司や学校の教師に勧められてなどという場合もある。そして、受診について、本人が納得しているか、家族が納得しているか、また本人と家族は、その受診をどのようにとらえているのか、という点も大切である。

たとえば、本人の「病気かもしれないので診てほしい」という気持ちが受診の動機だと思われたが、よく話を聞いてみると、「上司から『おまえは頭がおかしいから精神科で診てもらえ』と言われたので、嫌々ながら来たんです」などと違う理由が出てくる場合があったりする。

誰が何に困っているか、何を心配しているかがわかると、問題が少し明確になる。それだけでなく、そもそも治療が必要かどうかもわかってくる。

エピソード

　思わぬところに受診動機があることがある。学校で暴言、暴力が出やすく、あと数日休むと退学という瀬戸際に立つ子どもが筆者の外来にやって来た。子ども自身はそれほど困っているように見えなかったが、定期的にきちんと受診してきた。不思議に思ってよく話を聞いてみると、学校から「病院に通院すれば、進級の可能性もある」と言われているらしいことがわかった。学校は「なんらかの精神科的な問題があるのではないか」と考え通院を勧めたようで、子どもも家族も通院に納得したということであった。学校では刺激が多く、それに反応するように問題行動が出ていたようであるが、診察室での1対1の状況では好青年であった。「君が病気とは思わないけど、進級のための条件となると、しばらく通院してみる？」とたずねると、「進級したいので、通院する」と答えた。だが、通院しているうちにアルバイトを始め、学校よりも働くほうが楽しいと言うようになり、やがて退学して働き始め、それとともに通院も終結となった。通院している間に、自分の進路について相談するようになり、悩みながらも自分なりに納得のいく道を見つけることができたのである。進級の条件として通院するように言われたことが、その子どものプライドを損ねずに相談するということを可能にしたのかもしれない。

単身での受診の場合は家族の来院を求める

　一人での受診の場合は、その人の話を聞きながら、主観的な体験と客観的な事実（出来事）とを分けていくが（p.63）、そもそも本人の語る客観的な事実は主観的に修飾されており、両者を明確に分けていくことには限界がある。そのため、第三者、すなわち家族や、場合によっては上司や教員などの話を聞くことができればずいぶん参考になる。もちろん、第三者の言葉も、主観的な体験と客観的な事実が入り混じっているが、患者さんの言葉と照合すると、ずいぶんと事実関係が明確になってくる。

　そのため、早い時点で、「一度、ご家族のお話を伺えないでしょうか。あなたが自分では気づけないこともあるし、そばにおられるご家族のお話を伺うと、あなたのしんどさを理解するのに役立つことが多いのです」と提案してみたい。単身生活で家族が遠方に住んでいたり、家族との関係がよくなかったりなどで、同意してもらえない場合もあるが、来てもらえることも少なくないので話をしてみるとよいだろう。

　家族が来院してきた際には、まず「お忙しいなかおいでいただき、ありがとうございます」と、お礼を言うことから始めたい。「来院を求められるということは、家族の問題や対応を注意されたり叱られたりするのではないか」と重苦しい、不安な気持ちでやって来る家族もいる。また何をたずねられ、何を話したらよいか、と戸惑っている家族も多い。

　以上のようなことを念頭におきながら、家族から見た患者さんの様子をたずねたい。

家族や付き添いの人の話をどう聞くか

　家族には、家族から見た患者さんの様子、心配なこと、以前と比べての変化などについてたずねる。患者さんが同席している場合には、家族の話を聞いているときの患者さんの様子に留意する。家族の責めるような雰囲気に反応し、患者さんの表情が暗くなったり、家族と反対の方向に顔を向けたり、落ち着きがなくなったりすることなどがあるのでそうした反応を見逃さないようにする。患者さんと家族との関係が悪く不信や緊張などが強い場合には、患者さんの許可を得て家族だけから話を聞くということも考える。

　また、家族は患者さんの心配や世話で疲れていることが多く、そうした家族の努力や頑張りに対するねぎらいも忘れてはならない。しばしば家族も適応障害などになりダウンする危険性があり（p.59）、家族全体の疲労状況をいつも考えておく必要がある。そういう意味で、家族支援はとても重要である。

患者さんのつらさを代弁する

　患者さんと家族の関係が悪く、家族から患者さんのマイナス面を指摘するような話が続くようであれば、患者さんの言動を治療者のほうで翻訳して、患者さんのつらさや頑張りを家族に伝えるように試みる。たとえば家族が患者さんのことを「わがままで横着。何もしない」と言ったら、「少しでも家族の手伝いをしたいと思うのだけど、身体が動かなくて、それで苦しんでいるんですよね」、また「自分勝手」と言ったら、「自分のことをするのが精一杯で、頭ではわかっているのだけど、家族のことを考える余裕がないんですよね」などと、患者さんのつらさを翻訳して伝え、家族との関係が少しでもよくなるように試

みる。

　患者さんが「家族は自分のつらさをわかってくれない」と強く感じているときは、家族の患者さんを思う気持ちが引き出されるように試みる。たとえば、家族が「家でもずっと暗い顔をしていて、みんなが心配して声をかけても何も言わないんです。しんどい、しんどい、ばかり言って」と言うと、「確かに家で少し話したり笑ったりできるくらいになることが大切ですよね。まずは、何かするというよりも、家でくつろいで過ごせて、テレビでも見て笑えるようになることが目標ですね」と助言し、家族から「そうです。少し笑えるようになれば、本当にうれしいんですけどね」などという言葉が返ってくれば、家族の心配の底に流れている「患者さんを思う気持ち」を引き出し、それを患者さんに伝えることができる。

器質的なものが背景にないか

　以下のような場合を含めて、器質因が疑われる場合は、すみやかに身体診察、血液検査、CT/MRI、脳波検査などを行う。特に身体疾患に基づく精神症状を否定するために、自己免疫疾患、内分泌疾患、慢性感染症などを除外する。

- ぼんやりとした表情、話のまとまりの悪さや繰り返しの多さ、健忘や見当識障害：軽度の意識障害やせん妄、器質疾患がないかを確認する。高齢者では認知症が徐々に進行し、外界からの刺激や変化に対応するキャパシティが落ちている可能性を絶えず考える。抗不安薬などの連用も原因として考えられる。
- 錯乱、困惑、興奮：精神症状への対応が緊急に求められることが多く、背景にある違法薬物の使用や脳炎などの器質疾患の発見が遅れやすい。

- 意識障害：急性薬物中毒や器質疾患を除外する。
- 解離症状と誤診しやすいてんかん発作：特に明らかな心因があるときは解離症状と考えやすいので要注意である（逆にてんかん発作と誤診しやすい解離症状、さらには両者の合併もある）。

●引用文献
1) 神田橋條治：追補 精神科診断面接のコツ．岩崎学術出版社，1994
2) 星野 弘，他：治療のテルモピュライ―中井久夫の仕事を考え直す．星和書店，1998
3) 笠原 嘉：精神科における予診・初診・初期治療．星和書店，2007
4) 青木省三，村上伸治（編）：大人の発達障害を診るということ―診断や対応に迷う症例から考える．医学書院，2015

3

主訴をたずねる

「開かれた質問」から「閉じられた質問」へ

　患者さんに主訴をたずねるとき、まずは「開かれた質問」を投げかけてみる。「どのようなことにお困りで来られたのですか？」「どのようなご相談で？」といった問いに対し返事が返ってくるかどうか。もしきちんと返事が返ってくるようであれば、そのままやりとりを続ければよい。だが、もし返事に戸惑ったり、間が空いたり、返事が返ってこないようであれば、「（問診票に書いてあるように）眠れないということにお困りで来られたのですか？」というような「閉じられた質問」に切り替えてみる。

　診察医の初めの言葉は、患者さんにはとても予想しにくいものである。診察医にとっては普段通りの質問であっても、患者さんにとっては想定外のものとなることも多い。質問が理解できず聞き直したり、ずれて受けとめたり、誤解したりしやすいなど、コミュニケーションの微妙な障害は、診察の最初に際立ちやすい。しかし、話をしているうちに、診察医の質問を理解することができるようになり、次第に問いと答えが的確となることが多い。

> **エピソード**
>
> 　長く通院している発達障害圏の患者さんは、主治医に信頼を寄せ、また診察のパターンについて理解しているので、普通に会話できるようになっていることが多い。そのため、主治医は患者さんが十分なコミュニケーション能力と社会性をもっているように感じてしまう。しかし、代診医が診察したとき、患者さんがいつもとは異なる雰囲気や診察パターンに混乱し、返答に詰まり、話がまとまらなくなったりして、代診医が一瞬のうちに「この人は発達障害圏の人」と感じてしまい、それを指摘された主治医が驚く、といったことがある。会話のパターンができあがり、信頼関係も成立すると、発達障害圏の特性は際立たなくなるものである。
>
> 　発達障害圏の患者さんの場合、たとえ自分に対し普通に接することができていても、その特性がほかの人や場面で現れている可能性を忘れてはいけない。また、安心できる人や場のなかにいると発達障害圏の特性といわれるものが目立たなくなる（消えていく）というところに、治療や支援のヒントとなるものがある。

話せることだけを話してもらう

　患者さんに対しては、診察の初めに「話したくないことは無理に話さなくてもよい」「話せることだけ話してくれたらよい」と伝えたうえでいろいろとたずねていくことが、診察を尋問や事情聴取のようにしてしまわないためのコツである。患者さんや家族のなかには「包み隠さず話さなければならない」と思っている人も多いが、決してそんなことはなく、患者さんの話したくないこと（秘密や隠し事など）を尊重す

る姿勢が大切となる。

　どうしてもたずねたいことがあったら、「話していただければ、あなたのことをもう少しよく理解できそうなので、もしよかったら話してもらえませんか？」などと軽く促してみる。「話しづらいことがあるのだな。それはどんなものだろうか」などと、想像しながら話を聞いてみるとよい。

　困っていることを話すこと自体をためらう人には、「内容は話さなくてよいのだけれど、何か困っていることがありますか？」「困っていることはいくつくらいありますか？」「困っている内容は話さなくてもよいのだけれど、学校のことで困っているとか、家のことで困っているなどと、教えてもらえませんか？」というように、困っていることがあるかどうかだけをたずねてみることもある。困っていることはあるが話せないのと、困っていることがなく話さないのとでは大きく違うので、患者さんが「何かに困っている」と自覚しているかどうかがわかると参考になる。

エピソード

　筆者の外来診察室は、前面に患者さんの入り口、後面にスタッフの入り口があるが、後面は原則として扉が開いており、スタッフの通路につながっている。診察医の後ろにほかの医師やスタッフが歩いているのが見え、時にはほかの診察室の声が漏れ聞こえる（もちろん話の内容はわからないくらいの聞こえ方であるが）。筆者はこのような環境のなかでの診察、つまり完全な密室ではなく多少外の状況も感じられるような環境での診察のほうが、患者さんが内に秘めているものを急速に引き出しすぎたり、主治医と患者さんとの関係が近くなりすぎたりしないためにもよいのではないか

> と思っている。もちろん、人と話題によっては、扉を閉めて診察することもあるが、そうすることのほうが少ない。密室は患者さんの内面を開きやすく、また患者さんと主治医との関係を近いものとしやすいという面があり、それによるメリット・デメリットに留意しておくべきである。

「こころを読みとられる不安」を和らげる

　患者さんのなかには、「精神科医や心理士は、人のこころを直ちに読みとり、理解する」などと考えている人も少なからずいる。しかし精神科医や心理士は、話し合いを通して少しずつ人の気持ちを理解していくものであり、出会った瞬間にこころを読みとることができるわけではない。このことをきちんと患者さんに伝えておく必要がある。というのも、患者さんが精神科医や心理士のところに行くことに対して抱く心理的な抵抗の要因の1つとして、「こころを読みとられるのではないか」という不安があるからである。

　だからこそ、患者さんに対し「気持ちや考えを理解していくには、時間がかかる。会った瞬間にわかるというものではなく、いろいろと話を聞いているうちに少しずつわかるものである。そして、元気になることはできないかと少しずつ考えていくことが治療というものである」といった内容を伝え、そのような不安を払拭することが大切である。

本人と家族の主訴は区別して聞く

　患者さん本人の主訴と家族の主訴は、その程度は別にして、異なる場合が多く、「患者さんの困っていること」と「家族の困っていることや心配していること」を区別して聞いておく。基本的には患者さんの主訴を先に聞くように心がける。問診票を家族が記入していた場合には、あらためて患者さん本人に「元気が出ないということにお困りなのですか？」などとたずね、患者さんの主訴を確かめる。

　家族の主訴を患者さんの前で話すと、患者さんが怒り出したりするため話せないという場合もある。また、主訴をめぐって、いきなり患者さんと家族が言い争いを始める場合もある。主訴のズレが強くあると感じられる際には、途中で、患者さんと家族から別々に話を聞く（その際も、基本的には患者さんを先に）ことを提案してみるのもよい。いずれにせよ、患者さん本人の主訴と家族の主訴は異なっている、という前提で話を聞く必要がある。

主訴を明確にする──異物化、対象化、外在化

　患者さんの困ったことは、いつ頃始まり、どのくらいの程度で、どのような経過をたどっているのか、などを具体的に聞いていくと、苦しみや困ったことの形がはっきりとしてくる。つまり主訴を明確にしていくということは、その人の苦しみや困ったことに、症状としての形を与え、「異物」としてとらえていくことでもある。症状をくっきりとさせ、異物化、対象化、外在化することは、よくわからない不快や苦しみが「症状」であり、患者さん自身の責任ではないことを明確にすることにつながり、患者さんの気持ちが楽になることが多い。主訴を具体的に聞いていると苦労や苦しみが伝わってくるので、その際に

治療者自身のなかに湧き起こる気持ちを「それはしんどいね」「苦しいでしょう」などと、気持ちを汲む言葉として添える。

　たとえば不安症状なら、胸がキューっと締めつけられる感じか、心臓がドキドキするか、息苦しくならないか、身体に汗をかくことはないか、身体が熱くなることはないかなどをたずね、症状をくっきりとさせる。症状がどのように始まり、どのくらい続いて終わるか、またその頻度をたずねる。そして「死ぬのではないかと思うほど、怖くはなかったですか？」とたずねる。患者さんからは「心臓発作かと思って、死ぬんじゃないかと思って救急車を呼びました」といった答えが返ってくることが多いので、「それはパニック発作というものです。心臓などの身体の病気ではないけれども、そのときは、本当に怖く苦しかったでしょうね」などと言葉をかける。

　そしてさらに、そのような症状の強度・頻度は最近強まっているか、弱まっているか、予期不安はないかなどをたずねながら、治療者の頭のなかで（時には図に描きながら）病気の経過（形）を明確にする。漠然とした不快・不調が、症状というものであるとわかると、患者さんも症状として異物化、対象化、外在化して見ることができる。特にパニック症状や強迫症状などは、異物化、対象化、外在化に馴染みやすい。

話されない主訴に気づく

　患者さんが主訴として話すものは、あくまでも困っていることの一部分である。本人が「困っている」と自覚していないことや、困っているけれど精神科で話すような症状ではないと感じているものは、診察医がたずねなければ明らかにならない。「ほかにも何かお困りのことがありますか？」とたずねたり、主訴の近縁にしばしば認められるもの、たとえば抑うつであれば、強迫やこだわりなどがないかをたず

ねてみる。それらを明確にすることによって、「ぼんやりと困っていたことは、病気の症状だったのか」「自分が感じていることは、誰でも『困っている』と感じるものなのか」などと患者さんが自覚することができる。

　抑うつ状態の患者さんの場合、意欲低下がみられることが多いが、それに関して「自分が悪いからやる気が出ないんだ」と感じていて、意欲低下という症状で困っているのだと自覚していないケースも少なくない。そのような場合は、自覚されていない主訴を、自覚された主訴や症状にしていくことが大切である。それは「あなたが悪いのではなく、病気の症状である」ということを伝える布石となる（異物化、対象化、外在化）。

　しかし、患者さんによってはいわゆる「困り感」がなく、「困っているのではないか」とたずねても、「困っていない」と否定されることもある。時には患者さんは困っていないが、周囲の人が困っているという場合もある。そんなときは患者さんの「困り感」を育むことも大切となる。筆者は、日常生活などの話を聞いていて、患者さんは「困った」とは感じていないが一般的には困って当然ではないかと思うところで、「きっと、困ったでしょうね」などと言葉を添えるようにしている。「困った」とか「悩んだ」というような言葉が診察で増えていくことが「困り感」を育むには必要である。

異物化させるのが難しい症状もある

　「自分のことを話している」「馬鹿にする声が聞こえてくる」などの幻覚や妄想などの症状は、本人にとっては事実・現実であり、それを症状として異物化させるのはなかなか難しい。また、幻覚や妄想が「本当かどうか」が焦点になると、事実だと主張する患者さんとそれを否

定する診察医の対立となり、治療的とならない。幻覚や妄想を体験している患者さんの苦しみを「それは怖いね」「苦しいね」などと共有するほうが、治療や支援にとっては有用である。

> **エピソード**
>
> 構造化面接はムラのある面接を避けるための技法と考えられている。多様な主訴や症状をもれなく把握するという意味では有用だが、一方で患者さん本人に「困っていることを話している」という実感が乏しくなり、「調査されている」と感じとられやすい面もあることを覚えておきたい。

サラッとたずねたほうがよい主訴もある

症状を異物として自覚することは、そこに患者さんの注意が向かうということでもある。

外傷的な体験など、今まさにこころから血が流れているような体験についてたずねることは、癒えかけた外傷の「こころのかさぶた」を剥がしてしまうような質問になりかねない。外傷についてたずねることは必要最小限とするよう心がけ、外傷が癒えるためにはどのような支援が必要かを考えたい。

また幻覚妄想なども、そこに焦点を当てて詳しく聞いていると、その症状を固定化、強化してしまうことがあるので注意が必要である[1]。

エピソード

　女性は出産半年後であった。真面目で思い通りに物事を進められないと、感情をコントロールできなくなり爆発してしまうことがあった。育児書通りに行おうとした子育てが負荷となったのか、自殺企図にて救急外来に搬送された。女性は「なぜこのようなことをしたのか覚えていない」と話した。おそらく毎日、教科書には書かれていない想定外の出来事が頻発し、疲労し混乱してしまったのではないかと想像した。育児について細かくたずねることは、つらい出来事を思い出させ、再び混乱を招く可能性があると考え、「子育ては大変だったでしょうね」と言うくらいに留めた。

　そこで、育児と同様に教科書通りにはなかなかうまくできない、想定外の出来事が起こりやすい料理についてたずねてみることにした。すると、女性は「料理のレシピを開き、そこに書いてある材料と調味料を、正確に量って作っている」と話した。ただ、「夫の好みの味つけと、自分の好みの味つけが異なり、作れなくなることもある」とのことであった。「お母さんにたずねたことは？」という問いには、「お母さんはいい加減なので、相談できない」と答えた。それを聞いただけで、子育てが大変な苦労であったであろうと想像した。つらい体験を直接たずねることは難しくても、話題を変えることにより、女性の苦労を理解することができたのである。

きちんとたずねたほうがよい主訴もある

　逆に、きちんと患者さんを見て「○○さん、あなたは何かに悩み苦しんでいるような気がします。もしよかったら、困っていることを教えてもらえませんか？」とはっきりたずねるべきときもある。たびたびたずねると「隠していることを白状しなさい！」というような圧力となり有害であるが、回を重ねる診察のなかで、「困っているが、何かの事情で話しにくいと感じているものがあるのではないか」と感じるときなどにたずねてみるとよい。

　すると患者さんは、たとえば家族や上司の理不尽な言葉や振る舞いに腹を立てていることや、もうどうにもならないと思っていることなどを、意外なほどにはっきりと述べることがある。そこで「つらかったでしょう。これまでにこのことを誰かに相談したことは？」とたずねると、「ない」と答えたりする。「どうして？」と聞いてみると、「誰も聞かなかったから」などという返事が返ってくることもある。曖昧なままにしておくのではなく、時機を見て「きちんとたずねる」ことも大切である。「話してもとがめられない」だけでなく、治療者が先入観なしにきちんと耳を傾けてくれるということは、患者さんにとってとても重要なことである。

エピソード

　患者さんが自身の現実や悩みに向き合うように促す「直面化」というのは、とても大切だと思うが、それをたびたび行うことは治療的でないと筆者は考えている。直面化は治療者と患者さんの信頼関係ができ、時機を見て行うときには治療的に働くが、それがたびたびとなると、患者さんにとって診察が「説教」や「指導」

> のように感じられ苦痛となるだけでなく、治療による心的外傷を作ってしまいかねない。治療者の言葉がフラッシュバックして苦しむ患者さんもいる。そうしたことを考えると、直面化は「時機を見て時に」という控えめな姿勢くらいがよいのではないだろうか。

わかろうとし、わかってもらおうとする

　患者さんにとって大切なのは、目の前の診察医が、自分の話に耳を傾け、自分を理解しようと努力していると感じられ、またある程度わかってもらえた、今後も自分が話すことをわかってもらえそうだと感じられることである。自分をわかってくれている人がいると感じることは、苦しい状況を生きる支えとなる。わかってもらうために自分自身や自分をとりまく状況を客観的にとらえ、苦しさを異物としてとらえることができるようになれば、それへの対処など、治療に結びつくような認識を患者さんは形作っていくことができる。診察医は患者さんをわかろうとし、患者さんは診察医にわかってもらおうとすることで、相互作用が生じる。それが精神療法の第一歩である。

　そういう意味で、主訴を確かめるために、ていねいにたずね、患者さんの話をきちんと聞くというやりとりそれ自体が、診察医が患者さんを理解しようとし、患者さんが診察医に困っていることを伝える、という双方向のやりとりとなる。それも、抽象的なレベルではなく、日常生活に即して具体的に話をしたとき、「わかろうとし、わかってもらおうとする」という相互作用が豊かになることが多い。

　たとえば、確認行為が主訴の患者さんから、日常生活で戸締まりの

確認に時間を要し、遅刻したり時には休んでしまったりするなどの話を聞くと、「大変でしょう」という言葉が自然に出てくる。その主訴が日常生活にどのような影響を及ぼしているかを把握することが重要である。また逆に、日常生活をていねいに聞いていくことから、困っていることが浮かび上がってくる場合もある。

> **エピソード**
>
> 　たとえば「昇進して仕事がしんどい」と訴える男性に対し、「責任や仕事が増えて大変なんですね」といった言葉をすぐに返してしまっては、男性には「自分のしんどさ」が診察医に伝わった感じがしない。このような場合、まず具体的な仕事の内容をたずねてみる。出勤時間と退勤時間、どのような仕事をしているか、忙しさや人間関係などを詳細に確認する。働いている時間があまりにも長い場合、「そんなに働いていたら、家に帰ってゆっくりする時間がないでしょう？」と言うと、それだけで「そうなんです。帰ったらご飯を食べて寝るだけです。もうヘトヘトです」などと返ってくるので、「それは大変ですねぇ」などといった会話が成立する。
>
> 　また、筆者はよく休憩時間についてたずねるようにしている。ある男性に対し「休憩時間はどのように過ごすのですか？　みんなと話したり笑ったり？」などと聞いてみたところ、男性は「若い人たちが楽しそうに話しているけれど、そのなかに自分から声をかけて入ったほうがいいのか、もしくは入らないほうがいいのかといつも考えてしまう。それで、結局話しかけることができず、休み時間もひたすら自分のパソコン画面を眺めて、仕事をカリカリしているのです」という返事であった。「それは、苦しいでしょ

うね」と言うと、男性は「そうなんです！」と実感を込めて答えた。具体的に仕事や家庭の生活の細部をたずねることで、患者さんの「しんどさ」をよりリアルに受けとめることができる。

> **エピソード**
>
> 　しんどさを日常生活の事柄で表現することは非常に重要である。「何をするにも意欲が出ない。人と会う元気もない」という患者さんであれば、「普段なら友達とランチを食べに行くのが楽しみなのに、友達に会うのもしんどくて断ってしまう。そんな感じですかね？」とたずね、「そうそう、そうなんです！」という返事が返ってくる、といった感じである。このところアルコールの量が増えたという患者さんに、「お酒を飲んでも美味しくない。でもたくさん飲んで酔わないと苦しさがまぎれない。そんな苦しさですか？」とたずね、「そう、それです！」と同意されたこともある。

閉じられた質問を効果的に用いる

　診察の多くは、診察医の質問に患者さんが答えていく、というパターンで進んでいく。そのなかで診察医は、患者さんが自分の悩みや困っていることを言葉でうまく伝えられるように質問するよう心がけることが大切である。そのためには「閉じられた質問」を活用することが効果的である。診察医の質問に患者さんが答えるというやりとり

を続けていると、次第に患者さんが診察医にたずねたり相談したりするなど双方向的なやりとりになり、やがて患者さんが話し診察医が聞くというものに移っていくこともある。それは、診断的な診察から、治療的・精神療法的な診察へと、その重点が移っていく過程でもある。ただし、いずれの時点においても、診断的な診察と、治療的・精神療法的な診察の両方が、どちらに重点をおいているかは別にして、求められているのである。

ここでは、抑うつ状態の患者さんへの面接を2例取り上げ、具体的なやりとりについて紹介する。

❶典型的な抑うつ状態の患者さんの例

典型的な抑うつ状態の患者さんの場合、抑制症状などの影響もあり、開かれた質問には答えにくそうにすることが多い。診察医は自分の質問①に対する答え①を聞き、答え①を継ぐように次の質問②をたずねる。答え①とあまりに異なった質問②をすると、患者さんはその質問を受けとめられず返事ができなくなる。抑うつ症状であれば、気分、意欲、思考などの症状を順番にたずねていく。症状をたずねるということが、内的体験を異物化、対象化、外在化していく作業となり、治療的な意味をもつ。典型的な抑うつ状態のときは、質問に対して「はい」という肯定の答えが返ってくることが多いため、患者さんの答え①・②・③…とつなげていくと、抑うつ症状の概要が明らかになる。予想外の答えが返ってくることは少なく、質問に対して「いいえ」という答えが返ってくることも少ない。

医師：今日は、ご家族が心配されて、病院に来られたのですね？
患者：はい。
医師：病院に来るのは、大変ではなかったですか？
患者：はい。

医師：それで、（問診票に記されている）「しんどい」というのはどのようなことですか？（「開かれた質問」から始めてみる）
患者：……。（どのように説明してよいかわからない様子）

　抑うつ状態では、思考の抑制などもあり、開かれた質問には返事が返ってこないことが多い。そんなときは、「閉じられた質問」に切り替え、気分、意欲、思考などの精神症状に沿ってたずねていくのがよい。

医師：何をする元気も湧かないという感じですか？
患者：はい。何をするのも億劫で…。（質問に対して、短いが返事が返ってくる）
医師：仕事も手につかない？（患者さんの返答につながる質問をする）
患者：はい。
医師：なかなか仕事が進まないという感じですか？（少し質問を変えてみる）
患者：やることはたくさんたまっているのですが、できません。（仕事が進まずたまっていることがわかる）

　「はい」が続くと診察医の質問がどのくらい的確なものなのかわからないが、このように患者さんの言葉で答えが返ってくると、質問が的確かどうかがわかる。

医師：仕事に集中できない感じもありますか？（意欲から集中へと話題を広げてみる）
患者：パソコンを見ても、文字が頭に入ってきません。
医師：迷ってなかなか決められないというようなことは？（自信がない、決断ができないなど）
患者：そうなんです。迷って決められなくて。気がついたら時間が

経っていて…。
医師：仕事にたくさん時間がかかりますね？（さらに仕事についてたずねる）
患者：終わらないので、毎日遅くまで残っています。
医師：気持ちは焦るけど、進まないという感じですか？（さらに想像してたずねてみる）
患者：はい。
医師：とても苦しいでしょうね？（ここまでの話から、しんどい状態を理解したと伝える）
患者：はい…。しんどいです。

　仕事がどのようにできないのかを1つひとつ確かめるようにたずねる。その結果、この男性の場合、抑制症状が強く、自信を失っていることや、時間が経っても仕事が進まずに焦る感じがあることもわかった。診察医が患者さんの立場であったとしても、苦しいだろうなと思う。そんなときに自分の気持ちを「共感する言葉」として伝える。

医師：気分も憂うつ？　天気でいえば雨とか、暗く曇った感じでしょうか？（気分についてたずねてみる）
患者：そうです。ずっと暗い気分です。（憂うつな気分であることがわかる）
医師：家に帰ったら、少し気分が晴れますか？（仕事から家に場面を変えてみる）
患者：家に帰っても何もしていません、ぐったりしています。（横から配偶者が、「何かを考えているように、ぼーっと座っています」と言う）
医師：食欲はありますか？
患者：食欲もなくて、ご飯も美味しくなくて…。（横から配偶者が、「やせてきて心配なんです」と言う）
医師：テレビを見たりとかは？（余暇を楽しめるかどうかをたずねる）

患者：最近はテレビをつけていません。見ても頭に入ってこないし。騒々しくてイライラするだけ…。（横から配偶者が、「物音がうるさいみたいでテレビをつけると嫌がるんです」と言う）
医師：家で笑ったりすることは？（楽しめるかどうかを、もう少したずねる）
患者：ないです。笑うことはありません。（横から配偶者が、「この２か月、笑顔を見たことがありません」と言う）

　家での様子をたずねると、家でテレビなどが楽しめず、笑顔がなくなり暗い表情で過ごしていることがわかる。

医師：家でも、仕事のことを考えているのですか？（思考内容についてたずねてみる）
患者：仕事で迷惑をかけているので、辞めたほうがいいだろうかと。でも子どももまだ小さいので、働かないとダメだし…。もう、どうにもなりません。
医師：いつも、何かを考えているのですね。（ぼーっとしているように見えるが、いつも何か考えが浮かんでいるのではないかとたずねる）
患者：はい。
医師：昔のことを思い出して、後悔したりとかは？（自分を責めているのではないかとたずねる）
患者：はい。
医師：考えていたら、どんどん悪い方向に？（否定的、悲観的に考えてはいないかたずねる）
患者：はい。もうダメだなと…。
医師：行き詰まった感じ？（患者さんの言葉を診察医が言い換えてたずねてみると、患者さんは「伝わった、わかってもらえた」と感じることが多い）
患者：はい。もうどうにもなりません。
医師：とても、苦しいでしょうね。（絶望的な言葉を聞いたら、どこかでそれ

を支える必要がある）
患者：はい…。

　思考が自責的・否定的になっており、絶望感を感じていることがわかる。診察医は話を聞きながら、自分のなかに湧き起こる共感する気持ちを言葉で伝える。機械的に「大変ですね」などとねぎらうのではなく、診察医が実感として「大変だな」と感じながら言葉を発することが大切である。逆にいえば、「大変だな」という実感が湧くまでたずねることである。そのとき初めて、「自分の苦しさが少し診察医に伝わった」という感じが患者さんに生ずる。

医師：そんなに考えていたら、夜眠れなくなりませんか？（睡眠についてたずねる）
患者：くたびれていて、すぐに眠るのですが、目が覚めるとまだ真夜中で。それからは、ほとんど眠れません。
医師：夜中に目が覚めて起きていると、一人だし、何かすることもできないし、いろいろな考えが浮かんでくるし…。とてもしんどいでしょう？（中途覚醒のつらさに対する共感）
患者：はい。夜が長いんです。
医師：朝、しんどくて起きられないとか？（寝覚めの悪さの確認）
患者：布団から出られないです。今日は仕事を休もうと思うけど、仕事がたまっているし、迷惑かけるし…。

　不眠の話題。特に中途覚醒や早朝覚醒のしんどさは「経験した者でないとわからないしんどさ」である。そのしんどさは、周囲の人になかなかわかってもらえない。それを安易に「わかる」と言うのはよくないが、診察医なりに「しんどさ」を言葉で表現することが、患者さんに「わかってもらえた」という実感を与えることにつながる。

医師：こんなにしんどくなったのは、いつ頃から？ 2〜3か月前から？ それとも、もっと前から？（症状がいつから始まったかたずねる）
患者：秋になった頃、9月くらいからなんとなく…。
医師：仕事がしんどくなった？（初めの頃の症状をたずねる）
患者：はい。疲れが残った感じで、朝起きるのもなかなかしんどくなって。その頃は、職場に行くとなんとか仕事ができていたのですが…。
医師：だんだん、ひどくなった？（経過の確認）
患者：はい。
医師：もう、どうにもならない、という感じ？（もう一度、しんどさに焦点を当ててたずねる）
患者：はい。
医師：時に、あまりにもしんどくて、いっそ自分なんかいなければとか、考える人がおられますが、そんな考えが浮かんだりすることはないですか？（自殺念慮を確かめる）
患者：浮かんできます。
医師：それは、しんどいときに浮かんでくる考えですが、元気になると自然に消えていくものです。どんなことがあっても実行しないでほしいのですが、大丈夫ですかね？（自殺をしない約束に話題を向ける）
患者：家族もいるので、そんなことはできません。
医師：ふっと浮かんでも、絶対にやめてくださいね。（自殺をしない約束を交わす）
患者：…わかりました。

　どこかで、悲観的になり、自殺念慮が湧き起こっているのではないかと確かめる。自殺念慮を認めたら、自殺をしない約束をしてもらうように話す[2]。そして自殺念慮が病気の症状であることを伝え、病気の回復とともに改善するものであることを伝える。

医師：○○さん、お話を伺っていて、これは「やる気がない」「能力がない」とかの問題ではなくて、少なくとも今は、「うつ病」という病気だと思います。病気の症状で、集中力や決断力がなくなり、自分がダメだと思えてしまう。仕事が手につかないだけでなく、何事も面白い、楽しいと感じられなくなっている。心身のエネルギーがなくなったような状態なので、まずは休養して充電する必要があると思います。休養し充電すると必ずよくなります。（話を聞いて、考えたことを説明していく）

　最後に、必ず説明をする。本人の問題ではなく、病気であることを伝える。回復するものであるという希望の灯をともすことも大切である。なお、回復はあくまでも病前への回復なので、病前の状態がどのようなものであったかを確かめておく必要がある。

❷発達障害圏の人の抑うつ状態の例

　発達障害圏の抑うつ状態の患者さんの場合、診察医の質問①に対する答え①を聞き、答え①を継ぐように次の質問②をたずねるのは、典型的な抑うつ状態のときと同じである。だが、たとえば質問Xに対し、予想外の答えYが返ってくることがあり、これが典型的な抑うつ状態と異なるところである。予想外の答えYに「不思議だな」と思いながら、それを確かめる質問Y′、さらに質問Y″とたずねていくことで、その患者さん独特の苦手さがわかることがある。それを診察医と共有できたとき、患者さんは「診察医がわかってくれた」という思いを抱くのである。

　発達障害圏の患者さんには、抑うつ症状についてただ漠然とたずねるのではなく、仕事や家庭などの日常生活に即して具体的にたずねていくことにより、困り事が明らかになる。ピンポイントの困り事については、患者さんはよく話し、時には饒舌になることもある。このピ

ンポイントの困り事に気づくことが大切である。
　以下の問診例では、後半でピンポイントの困り事が見つかり、それを契機に患者さんが抑うつ状態に陥った理由が理解できた。

医師：今日は、どのようなことにお困りで来られたのですか？（開かれた質問）
患者：……。（当惑した感じ）
医師：（問診票に記されている）「しんどい」ということですか？
患者：…はい。〔表情はそれほど苦しそうではない。にこやかなくらい。…「表情と話す内容のズレ」(p.74)〕
医師：しんどいというと？　（開かれた質問）
患者：……。

　「どのようなこと？」という開かれた質問に困惑。「はい」という返事もぎこちなく、質問から、間が空いて返ってくる。質問がうまく受けとめられない様子。また、「しんどい」という訴えと、表情との間に乖離がある。以上のことなどから、発達障害圏の可能性を含めて考える。

医師：たとえば、いつも身体が重いような感じがするとか？（閉じられた質問に変えてみる）
患者：はい。（返事が返ってくる）
医師：気分も苦しい？（閉じられた質問を続ける）
患者：はい。
医師：暗い感じ？（閉じられた質問を続ける）
患者：はい。
医師：仕事もしんどい？（閉じられた質問を続ける）
患者：はい。もう行けそうにないです。

医師：仕事ができない？（閉じられた質問を続ける）
患者：はい。

　全身倦怠感や気分に対しての質問にも、短く「はい」と返事が返ってくるのみ。これだけでは、閉じられた質問がきちんと患者さんに伝わっているかどうか、わからない。

医師：今のお仕事はどのようなことをしておられますか？（仕事について開かれた質問…漠然とした質問から具体的な質問へ変えてみる）
患者：工場の設備関係です。（「履歴書」的な短い返事）
医師：設備というと？（さらにたずねてみる）
患者：工場の機械のメンテナンスです。（うまく説明できない）
医師：どんなことをする仕事ですか？（もう一度、開かれた質問をしてみる）
患者：……。（やはり答えられない）

　仕事の話になると、「はい」から、複数の単語を結び合わせた二語文、三語文になってくる。しかし、それでも短い。そこで、思いきって、仕事の内容を想像し、次のような閉じられた質問でたずねてみる。患者さんを傷つけるものでなければ、質問は外れていてもよい。患者さんに否定されても、それによって次第に仕事内容が明確になる。以下のように、閉じられた質問がきっかけとなって、仕事を説明できることがある。

医師：機械のメンテナンスというと、工場を見回るのですか？（具体的な仕事内容を想像し、閉じられた質問でたずね。このように一歩踏み込んでたずねることが大切である）
患者：機械に何かあると電話がかかってくるのです。24時間、夜でもかかってきます。（具体的な仕事内容が出てくる。しかも文章が長くなり、実際

の仕事の大変さもわかる）

医師：夜中でもかかってくる？　それは大変ですね！（実際の仕事の大変さを共有する）

患者：大変なんです！（患者さんと治療者の接点ができ、患者さんのしんどさが伝わる体験となる）

　仕事の具体的な内容に一歩踏み込むと、患者さんの「電話」というピンポイントの困り事が話される。質問→答え、という一方的なパターンから、双方向的なやりとりになってくる。ただ、まだ大変さを十分には理解できていないので、さらに具体的に質問してみる。

医師：そのときに修理に出かけるのですね？
患者：修理をする人は別なんです。（筆者の予想外の返事。これは大切である）
医師：そうすると電話がかかってくるとどうするのですか？
患者：部下に出動命令を出し、上司に報告するんです。私が動く必要はないのですが。（予想外の返事）
医師：たびたび電話がかかってくるのでしょうね？（想像して質問する）
患者：いえ、めったにかかってきません。（これもまた、予想外の返事）
医師：…いつも職場から電話がかかってくるかもしれないと思うと落ち着かない感じ？（想像して質問する）
患者：そうなんです！（ここで初めて、閉じられた質問が正解、すなわち患者さんのピンポイントの困り事であることがわかる）
医師：いつも油断できないような感じ？（さらに言葉を換えて確かめる）
患者：そうなんです。電話がかかってきたらと思うと心配で…。（患者さんの返事がスムーズに返ってくる）

　予想外の返答はとても大切である。それを閉じられた質問でたずねていくうちに、電話対応が大変というよりも、いつ電話がかかってく

るかわからないという不確定さ、想定できない状況が大変なのだということがわかってくる。男性独特の困り方が明らかになるのである。このやりとりで、患者さんに「自分のしんどさを診察医に伝えられた」「わかってもらえた」という感じが生まれる。このような会話が、人と通じ合う、人とつながる感覚を育んでいく。このつながる感覚が発達障害圏の人にはとても大切である。

医師：電話がかかってくると慌ててしまいますか？（さらに確かめる）
患者：頭が真っ白になって、何を話したか覚えていません。（患者さんの返事がスムーズに返ってくる）
医師：夜遅くに電話がかかってくることもあるのですか？（ほかにも大変さはないか、たずねてみる）
患者：あります。でも、上司によっては、こんなことで電話しなくてもよいと言われて叱られることもあるんです。（患者さんの返事が少しずつ長く具体的になる）
医師：何を報告したらいいか、判断の基準が難しいのですね。
患者：そうなんです。マニュアルはあるのだけど、その通りにしたら、怒る人がいるのです。
医師：それだったら、どうしたらいいかわからないですね。
患者：もう仕事を辞めようと思っています。（仕事を辞めるという問題が出てくる）

　「電話」の話を続けていると、今度は患者さんのほうから、「こんなことで電話しなくてもよいと言われて叱られる」という話が出てきて、「判断の基準が曖昧で、怒る人がいて困る」という大変さがあることもわかる。同時に、どの部署でもこんなしんどさを抱えるのかと疑問を感じ、前の部署についてたずねてみる。

医師：ちょっと待ってくださいね。この前の部署はどうでしたか？
　　（以前からあった問題か、今の部署の問題か確かめる）
患者：事務でした。
医師：実際には何をされていたのですか？（開かれた質問）
患者：使ったお金を入力して、予算と合っているかチェックしていく仕事です。
医師：忙しかったですか？
患者：決算前は忙しくて大変でした。
医師：しんどくはなかったですか？
患者：仕事が遅くてよく残業をしていましたが、やることが決まっていましたから。（予想外の返事）
医師：残業も大変でしょう？
患者：その後も、ファミリーレストランに寄って、残った仕事をしていました。
医師：家には夜何時頃帰っていたのですか？
患者：10時過ぎ、遅いと11時。
医師：それも大変でしたね。
患者：みんなが働いているときには、話し声や物音が気になって集中できないので。朝早くみんなが出勤する前に仕事をして、それからみんなが帰ってから仕事をしていました。（予想外の返事。なぜ男性が早朝出勤や残業をすることが多かったかがわかる）
医師：人がいると集中できない？
患者：はい。声が気になって。

　仕事の内容や時間などをたずねていると、次第に長い文章が返ってくるようになる。予想外の返事から、男性には感覚過敏や対人緊張があり、集団のなかに入るのが苦手であることもわかる。前の部署でも困ることは異なるが、大変だったようである。

第3章　主訴をたずねる　　051

医師：職場の人とはどうでしたか？
患者：みんなとうまくやらないといけないので、いつも気を遣っていました。
医師：みんなと話をするのは苦手？
患者：はい。何を話したらよいかわからなくて。(ニコニコしている)
医師：それも大変だったですね？
患者：はい。でも、それでもなんとかできていました。上司に相談もできたし。今の職場は大変。もうできません。

　職場の同僚に合わせようとして苦労していたことがわかる。それでも、仕事内容も決まっていたし、相談できる上司もいたので、現在の部署より、やりやすかったことがわかる。部署によってしんどさが変化するのであれば、部署の異動希望を出すというのが1つの選択肢ではないかと考え、提案する。

医師：どうも今の部署は合っていないようですね。配置転換の希望を出されてはいないのですか？(前の部署はしんどくてもなんとかやれていた。今の部署のしんどさは、部署を変わることで解決し、慣れた部署ではなんとかやれるのではないか)
患者：はい。まだ異動して時間が経っていないし…。
医師：上司で、異動の相談ができる人は？
患者：…います、一人。
医師：その人に、異動について相談をしてみましょう。私もお手紙を書くことはできますよ。
患者：そうですね…、話してみます。(表情が明るくなる)
医師：次回にその結果を教えていただけますか？
患者：はい。

異動希望というのは、本人の考えにはなかったが、その選択肢を提案されることによって、希望を見いだすことができた。結局、患者さんが異動希望を出し、筆者が意見書を添えることによって、異動は実現した。異動が決まった瞬間に、患者さんの抑うつ症状が消失したのが印象的であった。

●引用文献
1）中井久夫：新版 精神科治療の覚書. 日本評論社, 2014
2）笠原 嘉：うつ病（病相期）の小精神療法. 季刊精神療法 4：118-124, 1978

4

生活歴、既往歴、家族歴をたずねる

　問診は、患者さんの話の流れに沿って、患者さんの言葉を継いでいくように聞いていく。聞く順番としては、主訴・現症から現病歴、そして現在の生活と生活歴、発達歴、さらには、教育歴、家族歴、既往歴へという流れが、無理がなく自然である。実際には、主訴から現病歴まではたずねられるが、それ以降はあまりたずねられないこともあり、主訴と現病歴とで診断し、すぐに治療という場合もあるが、現在の生活と生活歴こそが、患者さんの理解と治療・支援には不可欠であり、現症・現病歴に次いでたずねる必要がある。特に中年期以降になると生活歴が、若い成人の場合は生活歴に加えて発達歴も重要になる。

　そのような流れで話を聞いていくと、入ってくる情報には、詳しく知ることができたところと、そうでないところとムラができるが、それくらいでよい。空白なく完璧に聞こうとすると、患者さんから「自分はそんなことを話すために来たのではない」「困っていることを聞いてもらいたい」などの拒否反応が生じ、治療にならなくなってしまう場合がある。1回の診察では、聴取できない情報があるのが普通である。

　不思議なことに、診察医は気づいていないことも多いが、大切な情報はしばしば初診時に話されていることが多い。診療録に記載するに

は限度があるが、初診の記録は無駄なようなものも含めて、できるだけ多く書き残しておきたい。時間が経過してから読み返してみると、初診のときには何気なく聞いていた発言や出来事に意味があったことに気づくことがしばしばある。

生活歴をたずねる

　まず、「差し支えなければ、どのようなお仕事をされているのか教えていただけますか？」「その当時はどのようなお仕事をされていましたか？」などと現在の仕事や発症当時の仕事の内容をたずね、いつ頃から始めたか、それ以前の仕事はなんだったのかなどと、さかのぼるようにたずねていく。その際、履歴書を埋めるように会社名などをたずねることは、会社に対する否定的な感情や個人情報が漏れていくのではないかという不安を招きやすいので、控えたほうがよい。

　同じく教育歴や発達歴も、さかのぼるようにたずねるほうが自然なことが多い。

　教育歴は、不登校やいじめの体験、不本意な進学など、つらい思い出もあり、話したくない場合もある。患者さんが30〜40代以降であれば、まず仕事をたずね、その延長のような形で教育歴をたずねる。思春期・青年期の患者さんであれば、小学校・中学校の頃のことをたずね、発達の問題を抱えている印象があれば、さかのぼって幼少期のことをたずねたりする。いずれも根掘り葉掘り聞くという感じにならないように、患者さんに支障のない範囲で聞くくらいでよい。

> **症例**
>
> 　60代の男性。仕事についてたずねることで、生活歴や教育歴がわかった。
> - 「お仕事は？」→「金属加工業です」
> - 「金属加工業というと、実際にはどんなお仕事をされるのですか？」→「そんなこと簡単に説明できません」(憮然とした表情)
> - 「たとえば、機械を使って精密な部品を作るとか？」→「図面を見ながら部品を作る」
> - 「一人前になるにはどのくらいの時間が？」→「10年はかかる」
> - 「いつから始めたのですか？」→「高校を卒業して、東京の会社に勤めた。そこで習った」
>
> 　その後も話を聞くと、男性は何度かの転勤を経験したのちその会社を辞めて、20年前からは現在の会社で働いているようだが、その仕事がここ4年ほど、とても忙しくなって大変だったという。休憩時間も黙ってほかの人の話を聞くほうであったが、このところは忙しくて、その休憩時間もほとんどとれなかったということだった。さらに、「学生時代はどうでしたか？　楽しかったですか？」とたずねると、「無口で友人作りが下手なので、一人でいることが多かった」などと答えた。

　現在の仕事についてたずねているうちに、自然に仕事歴をさかのぼり、教育歴・発達歴に至る。この症例のように、その人の言葉を継いでいくように自然にたずねていくと、仕事歴、教育歴などが無理なく聞けることが多い。

　この男性の場合、真面目で完璧主義であり、また人間関係もあまり得意ではなく、口下手で説明が苦手なこともわかった。

既往歴をたずねる

　現在、治療中の病気や服用している薬のことを含めて重要な情報である。一部の向精神薬が禁忌となっている病気、併用絶対禁忌・相対禁忌などの薬物相互作用のような問題もあり、当初に確認しておく必要がある。

家族歴をたずねる

　身体疾患の家族歴は比較的たずねやすいが、精神疾患の家族歴は話しづらいものであり、診察を重ねるなかで話されることも少なくない。特に、家族・親族の自殺などは、話すのをためらうのは当然であろう。家族歴は話されることを、そのまま受けとるくらいでよい。実際には、家族についての大切な情報は初診時ではなく、しばらく時間が経ってから話されることのほうが多いと筆者は感じている。

　確認したいのは以下のようなポイントである。

❶家族背景
- 親やきょうだい、配偶者などの職種や性格などは重要であるが、話の流れのなかで無理なく聞くことができる程度でよい。
- 家族の性格に関する情報は、話す人の心理的バイアスが入ることに留意が必要である。また、しばしば、診察の回が進むにつれて、性格についても異なって話されることがある。質問に対する「無難な答え」としての性格と、しばらくして「率直に話すと…」と言われて話される性格はずいぶん異なるものである。

❷ 家族関係

≫ 夫婦
- どのような組み合わせか、どちらがリードしているか。どのように補い合っているか。
- 家族の誰かが精神的・身体的な不調に陥ると、夫婦に負荷がかかり関係が不安定になりやすい。

≫ 嫁姑
- 嫁のほうから聞くか、姑のほうから聞くかで、しばしば得られる情報は異なる。双方が「被害者」と感じていることも多いが、どちらに問題があるかなどの判断は安易に下さない。

≫ 家族
- 介護してくれる人への被害妄想：人を世話する存在から、世話される存在への立場の逆転。
- 誰が緩衝役になっているのか：家族間の緊張が高まると、緩衝役がダウンしてしまう場合もある。時には、緩衝役がペットの場合もある。

≫ 単身
- 家族はいるが、遠方で疎遠など。

≫ きょうだい
- きょうだいは影響し合うものである。
- モデルであったり、ライバルであったりする。関係が薄い場合もあるが、誰よりも親しい存在、時には誰よりも苦しめる存在であったりもする。

また、家の見取り図を描いてもらい、誰がどの部屋にいて、食事はどこで誰と誰が一緒に食べているかなどをたずねると、家族関係などの情報をあまり負担をかけずに得ることができる。

家族について考える

　ここで家族についてもう少し踏み込んで考えてみよう。診察では、実際に受診してくる患者さんを診るのだが、実は患者さんを支えている家族にもさまざまな負荷がかかっていることが多く、しばしば家族全体が疲弊するという事態も起こりかねない。患者さんの付き添いでやって来ている家族まで患者さんとなってしまう、そんなリスクをできるだけ減らし、家族全体のゆとりを取り戻すように支援するという視点をいつももっておきたい。

家族が追いつめられていくケース

> **症例**
>
> 　30代後半の女性。夫と二人の小学生の子どもとの四人暮らし。女性は「このところ元気が出ない。暗い気持ちで何もできない」という主訴で受診した。この数か月、仕事にはなんとか行っており、どうにかこなしているがギリギリ。このところ徐々にミスも増えてきた。「でも生活があるので、仕事はやめられない」という。理由をたずねると、会社員の夫が職場の人間関係で悩み、1年前よりうつ病で休職しているため、自分まで休んだら生活ができないとのこと。夫の病状をたずねると、今は少しよくなってきたが、数か月前は抑うつ状態がひどく、「死んでしまいたい」と、

> 毎日女性に漏らしていたということであった。仕事、夫のうつ病に加えて、二人の子どもの世話もあった。大変だっただろうなと推測した。それだけでなく、二人の子どもが最近は学校に行きたがらなくなり、不登校の状態になったという。気がついてみると、一家四人全員が平日に1日中家にいることがあるらしい。

　この家族の場合は、夫の抑うつ状態→本人（妻）の抑うつ状態→子どもの不登校、という順に一人ずつダウンしていった。つまりダウンした夫を支えようとする妻に負荷がかかりダウンし、両親がダウンしたことで子どもたちもダウンしてしまう、という悪循環に陥っており、そのようななかで、それぞれの抑うつ状態や不登校が長期化していくというパターンになっていた。

　このような状況にある女性（妻）に対して、抗うつ薬はいくらかしんどさを軽減する可能性はあるが、薬はあくまで対症療法的な投与であり、本質的な改善には家族全体の支援が必要になる。そう考えた場合、本症例のように、夫と女性の治療機関が別であるのは決して望ましいことではない。夫の休養の仕方と復職のタイミング、子どもの不登校への対応と学校への協力依頼などを考えながら、女性の抑うつ状態の治療と支援を行う。また、最近は、祖父母も働いていることが多く、なかなか支援が受けられないことも多いが、夫と妻の双方の祖父母の力を借りられないかも検討する。

　家族に親族や知人、近隣の人々による支えがないと、家族内の負の連鎖が起こりやすい。この家族の場合、夫と女性の抑うつが遷延しており、会社を退職しなければならなくなると経済的にも追い詰められ、それがさらなるうつ病の遷延要因になる可能性がある。

家族との接触時間も家族関係に大きな影響を与える

症例

　60代前半の女性。不安と焦燥で紹介されてきた。診察室でも、大きな声で話し続けていたが、よく聞いていると、夫を見ると腹が立って仕方がないということであった。半年前に、夫が定年退職となり、昼間家にいることが増えたのだが、その夫が「ここが汚れている。掃除をしろ」などと1つひとつ口うるさく文句を言うのだという。それを聞いていると、イライラして腹が立ってたまらなくなるらしい。女性によると、夫は若い頃から異性関係の問題が多く、いつも喧嘩が絶えなかった。その夫と毎日、顔を合わせる時間が増え、そのうえ文句を言われるようになり、怒りと焦燥が爆発したらしい。

　だが、数か月もしないうちに女性は穏やかになり落ち着いてきた。それまでも趣味の多いほうではあったが、ほとんど毎日外出し、趣味に没頭するようになった。夫への愚痴も以前と比べると減り、気がついてみると、夫のほうが家事をするようになっていた。筆者は夫には一度も会ったことはないが、夫なりに妻とよい関係をもとうとしているのではないかと想像した。

　この女性のように、配偶者が定年退職する、単身赴任の夫が地元勤務となり帰ってくる、子どもが進学や就職をして家を出るなどで、夫婦の接触時間が長くなることにより、二人の関係が変化し、一方が適応障害などを起こして受診してくることはしばしば経験する。それまで回避されていた問題が顕在化したり、些細な喧嘩に歯止めが利かなくなり大喧嘩になったりする。接触時間の増加が、夫婦の関係に大きな影響を与えるのである。このような場合、夫婦関係そのものをよく

するというよりも、接触時間を少なくすることを考えるほうがよいこともある。

　児童虐待なども子育てに余裕がないときに起こりやすく、家族への支援がなされ、子どもとの接触時間が減るだけでも、余裕をもった子育てができるようになる場合がある。

きょうだい関係にも目を向ける

> **症例**
>
> 　20代の女性。高校入学後、不登校となった。その頃より、独特の疲労感・倦怠感、疼痛などの身体の不調が出現し、以後、ひきこもり生活となった。身体を精査しても異常はなかったが、身体症状が徐々に増悪したため、受診となった。初診時、「誰も私の苦しみをわかってくれない」と述べた。現症やこれまでの経過を聞いていると、数歳下に妹がいた。その妹が、女性が不登校の間に、女性と同じ高校に進学し、さらには卒業して大学進学していたことがわかり、もちろん妹が悪いわけではないが、妹の存在が女性にとって負荷となっていることがわかった。

　この女性には、いろいろな悩みや不安があるのだろう。だが、少なくとも、妹に追いつかれ、追い越されてしまったということをつらく感じており、それが焦りや独特の疲労感につながっているのではないかと考えた。姉（兄）は妹（弟）に追い越される不安を、妹（弟）は姉（兄）に追いつけない不安を抱きやすく、それが事態を難しくしているケースもある。きょうだいとは異なった生き方を見つけるということが大切となるが、それはなかなか難しい課題である。

5

主観的な体験を理解し、客観的に観察する

　診療には、主観的な体験を理解する姿勢（共感的態度）と、表情や言葉などで表出されるものを客観的に観察する姿勢（観察的態度）の2つの姿勢・態度が求められる。前者は治療的態度、後者は診断的態度といってもよい。本来、両者は矛盾するものではなく、一人の治療者のなかで相補的なものであるべきだが、実際は両者のどちらかに偏りやすく、同時に成立させることはなかなか難しい。

主観的な体験を理解する

　悩みや苦しみ、そして不安や抑うつなどの体験は、患者さんがみずから主訴として話をする場合もあれば、治療者がたずねて初めて話し出すこともある。いずれにしても、まずは患者さんの悩んでいることや困っていることについて、その内容や経過を具体的に聞きながら、こころのなかで患者さんの体験を具体的に思い描くように努める。生きている一人の人間としての悩みや苦しみを聞き、受けとめる姿勢が必要である。「共感」といわれているものである。

　だが、患者さんが語るのはあくまでも患者さん自身の主観的な体験

であり、それが事実かどうか、また主観を通してどの程度実際から変化しているかなどはわからない。そのため、どこまでが事実でどこからが主観的に修飾されたものか、次に述べるように客観的に点検することが求められる。

客観的に観察する

　精神科診療においては、血液検査・尿検査をはじめ他科では重要な役割を果たす客観的な検査所見が乏しい。そのため精神科における客観的所見は、医師の観察によってとらえられるものが主体となる。
　観察するポイントは主に次のようなところである。

- 表情、口調、発汗、姿勢、筋肉の緊張などの身体の状態、振る舞いや態度、化粧や服装などを観察する。それらが話の内容や診察という場にふさわしいものか、年齢相応か、などを検討する。
- 診察を進めていくなかで、言葉や状況の理解、診察医に対する距離感なども観察する。
- 話す速度や間合い、展開などを観察し、気分や思考過程（思考のまとまりや速度）などを判断する。
- 患者さんが主観的に話す体験の客観的妥当性や偏り、思い込みの強さなどを判断する。
- 主観的体験を、精神症状、精神状態としてとらえ直す。精神症状は、伝統的診断においても、操作的診断基準においても、診断の根拠となる項目として重要なものであり、主観的体験を客観的観察によってとらえ直すことで、把握されるものである。

　これらの客観的な所見は、医師の主観を通してとらえられるもので

あるため、同じ患者さんを診ても、診る人によって、微妙に、時には大きく異なるということが起こりうる。先輩の診察の陪席をすることなどで、客観的な観察の精度を上げることができる。

理解と観察のバランスをどうとるか

　このように臨床においては、主観的な体験の理解と客観的な観察のバランスが大切であるが、両者のバランスをとることは非常に難しく、どちらかに偏りやすい。主観的な体験の理解に傾きすぎると、「情におぼれてしまう」「共倒れ」などになりやすく、一方で客観的な観察に傾きすぎると、ただの「傍観者」になってしまうおそれがある。

　では実際にどのようにすればよいか。主観的な体験の理解を、客観的な観察によって点検するように試みる。具体的には、患者さんが話している悩みや苦しみは、精神症状、精神疾患ととらえられないかと考えてみる。その一方で、客観的な観察を、主観的な体験の理解によって点検する。つまり、患者さんの精神症状や精神疾患と見えるものに、患者さんの悩みや苦悩が表れているのではないか、と考えてみるのである。

　この2つの態度が同時に両立していることを、サリヴァン・中井は「関与しながらの観察」と呼び、村瀬は「半身は…、半身は…」「一人称、二人称、三人称」と言い、また神田橋は「離魂融合」「空中に浮かぶ自分の眼球というイメージ」などと表しているが、これらはいわば名人芸であり、真似をするのは容易ではない。筆者は、意識して、2つの姿勢・態度の間を行き来することが現実的ではないかと思う。すなわち、主観的な体験を聞きながら、ときどき客観的な観察も行うのである。

　ここではどちらか片方に偏った場合の対応について紹介してみたい。

主観的な体験の理解が中心となった場合

　患者さんの悩みや苦しみ、すなわち主観的な体験に焦点を当てて話を聞いていると、その悩み苦しみの大きさや深刻さにどのように対応したらよいだろうかと悩み、答えが見つからず行き詰まってしまうことがある。時にはその人と同じように展望のない状態に落ち込み、無力感や諦めを感じる場合もあるだろう。

　こんなときには、その人の表情や態度、話す内容などから、たとえばその人が抑うつ状態であると判断すれば、抑うつ状態のために悲観的で絶望的な思考に陥っていると考えることができ、それにより悲観的で絶望的な思考に巻き込まれず、冷静に対応するきっかけとなる。また抑うつ状態に伴う悲観的な思考であり、抑うつ状態の改善が思考の改善につながる可能性を考えると、その人の話を聞いて答えが出せないままでも、諦めずに待つことができる。

客観的な観察が中心となった場合

　患者さんの表情や態度、話の内容などから、たとえばすぐに抑うつ状態などと診断してしまうと、悲観的で絶望的な話は抑うつ状態のもたらす精神症状と決めつけてしまい、話の詳細を聞かなくなってしまうことがある。その結果、患者さんが「話しても真剣に聞いてもらえない」「自分の苦しみに耳を傾けてくれない」という孤立感・孤独感を強めてしまうかもしれない。抑うつ状態の思考には、当然であるがその人の人生の悩みが反映されているので、悩みを聞き理解しようとする姿勢が大切であり、目の前の症状は精神症状でもあるが人生の悩みでもあるということを忘れてはならない。

エピソード

　10代後半の女性が、数か所の精神科外来を経て受診となった。抑うつ状態となり、何種類かの抗うつ薬を飲んだがまったくよくならなかったという。入室時、母親はいきなり「この子はうつ病で、家でも元気がなくほとんど喋らない」などと現在の状態とこれまでの経過を話し始め、本人は無言のままうつむいていた。このままでは女性が話し出す機会がないと思い、母親に一度退室しもらうことにした。そして女性に「あなたには何か困っていることがあるのではないですか。よかったら教えてもらえないでしょうか？」とたずねてみた。そうすると、ゆっくりとではあるが「1年前にうつ病と診断されて以来、私が話をする間もなく、先生と母親だけが話し合って、うつ病がなかなかよくならないからといろいろな薬を出されました。でも、どの薬も飲むとぼーっとするだけで楽にはならなかったんです」と話してくれた。そこで「あなたには、今も何か悩んでいることがあるのでは？」と聞くと、「実は、学校で友人関係がうまくいかず、就職してもうまくやれないのではないかとか、自分に合う仕事はなんだろうかなどと考えていたら、不安になりまったく自信がなくなってしまったのです」と現実的な悩みを話し始めたのであった。うつ病と診断されていたが、病気というよりは、女性なりに人生に悩み落ち込んでいたと考えたほうがよいように思われた例であった。

　患者さんの症状は、治療者が主観的な体験の理解に傾くと「人生の悩みや苦悩」のように見え、客観的な観察に傾くと「精神症状」のように見える。これはどちらが正しいというのではなく、しばしばどちらでもある。大切なのは、個々の事例に即して、主観的な体験の理解

と客観的な観察の両者を考えることである。ちなみに、病気なのか、それとも人生の悩みなのかの判断に迷う例は、適応障害や軽症うつ病、発達障害のグレーゾーンなど、病気や障害としては軽い場合が多い。

主観的な体験が現実から乖離している場合もある

　一人で受診してくる患者さんの場合、話の内容は現実を主観的に受けとったものであり、現実（この定義は難しいが）とはいくらか、時には大きく異なったものの可能性がある。家庭内や職場内の人間関係に関する話も、主観的な影響をどの程度受けているのだろうか、と必ず考える。

　たとえば、親から「うちの子どもは家で乱暴をする」という話を聞いていると、非常に暴力的な子どもを想像してしまうが、いざ子どもに会ってみると、礼儀正しくおとなしい子どもであったりする。また、「厳しく叱りつけるひどい上司」と聞くと恐ろしい人物を想像してしまいがちだが、いざ会ってみるとなかなか人情味のある部下思いの上司であったりする。もちろん、この観察もどれだけ正確かはわからないが、少なくとも患者さんの話だけで決めつけてしまうことは避けるべきである。

　一人で受診する患者さんの話を、1対1で聞いていると、どこまでが事実でどこからが本人の思い込みかの区別が困難であるため、できるだけ第三者の話を聞く機会をもつように心がけたい（p.23も参照）。

症例 | 事実と妄想の区別

　妄想性障害の60代男性。問診で次のような内容の話をした。

- 現在の家に新築転居し20年になる。
- 10年ほど前に、家の裏に暴力団の事務所が転居してきた。（事実かもしれない）
- その後から、電話の声や大きな声が漏れ聞こえるようになった。（事実かもしれない）
- 3〜4年前から、家の中に泥棒が入ってくるようになり、男性が気づかないように物を盗むようになった。（妄想であろう）
- あるとき、大切な物がないのに気づき、警察にも来てもらったが、よくわからなかった。それ以降何回か物がなくなり警察に連絡したが、次第に相手にしてくれなくなった。（妄想であろう）
- その頃から、監視・盗聴されているような気配を感じるようになった。（妄想であろう）
- 1か月前に、本人が交通事故に巻き込まれた。その際、被害者であるにもかかわらず相手から怒鳴られ、数日後に、錯乱に近い状態となり灯油をかぶって自殺を図った。（長年続いていた被害妄想が、交通事故を契機に錯乱状態に発展した可能性が高い）

　この男性の場合は、現実の環境変化が被害妄想を発展させ、最後には錯乱状態に至った可能性が高いと考えた。妄想は現実的にありうるものから、ありえない（ように思われる）ものへと発展しており、主観的な体験の現実性を、客観的な観察や視点から検討することで、被害妄想の可能性が強いと判断した。
　実際には、このようにわかりやすい事例のほうがまれであり、被害妄想は、しばしばいくらかの事実から発展しており、事実と被害妄想が混在していることが多い。「精神科を受診している人間だと、周囲の人が冷たい目で見て馬鹿にする」などというような体験は、被害妄想

でもありうるが、職場や地域で、実際にそのような眼差しや態度が患者さんに向けられている場合もある。両者の鑑別は容易ではなく、客観的な観察を大切にし、慎重に行う必要がある。

病歴・生活歴は主観に修飾されている

　病歴や生活歴には、その患者さんの思いが込められているので、主観的な部分を割り引いて聞くという態度が求められる。威勢のよい話の背景に、つらい人生が見えてくることもある。

症例

　50代男性。もともと、常に一番を目指す、負けず嫌いの頑張り屋であった。高校卒業後、ある大企業に入社。真面目に仕事をし、入社10年目にはプロジェクトのリーダーを任されるほどになった。本人によると、その活躍は周囲の人から高く評価されていたという。40歳頃から、激しい頭痛が出現するようになり、MRIなどを撮ったが異常はなかった。その頃、昇進試験があったが、数年続けてうまくいかなかった（①）。一方、上司にゴマをする人間が合格し、自分のような実力のある人間が落とされるのは公平ではないと思うようになり、それ以後は昇進試験を勧められても断った。その後もプロジェクトのリーダーなどを務めたりして、夜遅くまで働いた。しかし、自分よりも年下の大学卒の上司が、仕事のことをよくわかっていないのに現場に口を出してくるので、仕事がスムーズに進まず困るようになった（②）。40代後半になって、再び激しく頭が痛くなり、脳神経外科を受診。やはり

> 異常はないと言われ、筆者のところに紹介された。検査を受けて
> も異常がないので、ほかに何か心当たりはないか本人なりに考え
> てみたが、「自分にはストレスはないと思う」「最近は頭痛のため、
> 仕事で十分に力を発揮できないが、子どもの学校のPTA活動や町
> 内会活動はどうしてもやらざるを得ず、頭痛があってもなんとか
> 頑張ってやっている」などと話した。

　この男性はプライドが高く、そのために生活歴が、「自分には実力が
あったのに理不尽な上司や頭痛のために不遇であった」というストー
リーになっている。このような話を聞くときには、うまくいった話よ
りも、うまくいかなかった話、すなわち①の昇進試験の失敗や②の年
下の上司の口出しに関する話に注目する。そうすると、いずれの時期
にも一致して頭痛が出現していることがわかる［図1］。
　男性は昇進試験の失敗や上司の口出しにより、プライドがいたく傷
つき、悔しくつらい気持ちになったのではないか、それが頭痛という
身体症状を引き起こしているのではないか、そして頭痛のために自分
の力が発揮できず不遇であると考えることで自分を保っているのでは
ないか、という仮説を立てた。
　男性の場合、これまでは会社のなかで指導者・リーダーとして生き
ることを目標としていたが、昇進試験の失敗や年下の大学卒社員に追
い越されることで挫折をきたしていた。その結果、最近男性はPTAや
町内会での活動に自分の活動の場を移しつつあり、そちらでのやりが
いが男性を支えるのではないかと考え、今後は仕事よりも家庭や地域
活動を大切にしていくという男性の考えを支援していくこととした。

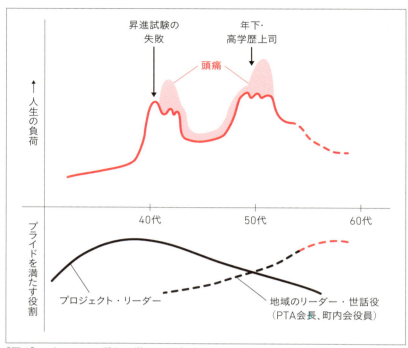

[図1] ストレスに一致して激しい頭痛が出現した例

主観的体験と客観的表出のズレ

　言葉で語られるもの（言語的表出）と身体や行動で示されるもの（非言語的表出）の一致・不一致に、また、本人の話すことと家族の話すことの一致・不一致について注意すべきである。そして、不一致やズレが認められたところは、「おかしいな」「なぜだろう」と疑問をもち、それをこころに留めておく。

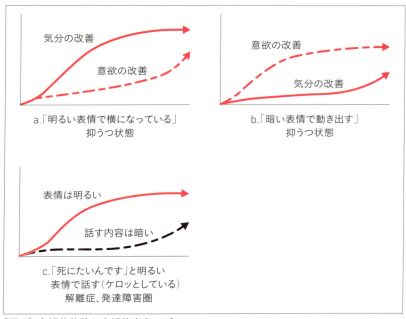

[図2] 主観的体験と客観的表出のズレ

気分と意欲のズレ（抑うつ状態の回復過程）

　気分の回復が意欲の回復より先行すると、気分はよいが意欲が湧かない、すなわち「明るい表情で横になっている」というような状態となりやすい[**図2a**]。これは気分や思考内容が少しずつ明るくなり改善したが、行動する意欲には抑制がかかっている状態であり、結果的に気持ちよく休養がとれる（充電できる）のでこのようなズレは好ましい。時にこの状態が遷延する場合があり、薬で賦活を試みたくなるなど、対応に迷う場合もあるが、基本はやはり待つことだと思う。

　逆に、意欲の回復が気分の回復に先行すると、気分はよくないが意欲が出てくる、すなわち「暗い表情で動き出す」といった状態になる

第5章　主観的な体験を理解し、客観的に観察する　　073

ことがある［図2b］。これは暗い気分で悲観的・否定的な思考が続いたまま、抑制がとれてしまった状態なので、自殺企図や怒りの爆発などが起こりやすく要注意である。薬物的な鎮静によってブレーキをかけることが必要な場合があることを覚えておきたい。

表情と話す内容のズレ

　解離症や発達障害圏の一部では、内的苦痛が表情に反映されないことがしばしばあり、明るい表情で「死にたいです」「苦しいです」などと話すことがある［図2c］。あまりにもケロッとしているので、深刻さを感じさせないことが多いが、突然のように自傷行為や自殺企図が起きる。

　このようなズレを認めたときの基本は、"苦しいほうの表出に合わせる"ことではないかと筆者は考える。つまり、明るい表情でケロッと「死にたい」「苦しい」と話したときは、苦しいほうに焦点を当て、「苦しいと思いますが、どんなに苦しくても、死ぬことはやめてくださいね」などと約束を交わすのである。

●参考文献
・ハリー・スタック・サリヴァン（著），中井久夫・他（訳）：精神医学的面接．みすず書房，1986
・村瀬嘉代子：統合的心理療法の考え方―心理療法の基礎となるもの．金剛出版，2003
・村瀬嘉代子：心理療法と生活事象―クライエントを支えるということ．金剛出版，2008
・神田橋條治：追補 精神科診断面接のコツ．岩崎学術出版社，1994

6

診察の途中で考える

性格と発達特性をどうたずねるか

　DSM-Ⅳでは、患者さんの症状を多面的・総合的に評価するために第Ⅰ～Ⅴの5つの評価軸で評価を行う「多軸診断システム」が採用されており、パーソナリティ障害と知的障害（精神遅滞）は第Ⅱ軸に入れられていた。DSM-5になって多軸診断システムはなくなってしまったが、従来診断のベースに性格や発達特性があるという考え方はとても大切である。

　性格は生育環境などの後天的な要因が強いと考えられ、発達特性はもって生まれた要因が強いと考えられるが、特に思春期以降、成人期の診療をする際には、両者を近いものとして考えることが、臨床的には有用ではないかと筆者は考えている。

　性格や発達特性については、患者さんが自分から話すということは少ないので、診察医のほうからいくつかポイントを絞ってたずねる。

　笠原は、性格についてたずねる際に、次のようなポイントをたずねることを勧めている[1]。いずれも押さえておきたい大切な点なので紹介する。

(a) 内向的か外向的か。あるいは非社交的か社交的か。友人は少ないか多いか。世話好きか否か。要するに、ごく大ざっぱな対人態度。その陽と陰である。

　(b) エネルギーのある方かどうか。精力的か無力的か。同じ内向者でもエネルギーのある人とない人とある。外向者でも無力的な人もいる。身体の強い人、弱い人と同じである。

　(c) 仕事好きかどうか。これは社会機能の良否と関係する。外向的で精力的でもそれが社会的機能となってどこまで結実しているか、という見方である。ただし、この場合は、その人の生きる社会背景を考慮に入れる必要があろう。（以下略）

　(d) 几帳面かどうか。完全主義的傾向の有無という方が正確かもしれない。これは前3項（a）（b）（c）より少し細かくなるが、今日の精神病理にとって比較的有用な項目と思うので、特にとりだした。（以下略）

　(e) 同調性。あるいは開放性。あるいは人へのおもいやりの有無。…（中略）…「思いやり」という刺激語は意外に有効なように思う。

（「精神科における予診・初診・切期治療」pp.35-36、2007）

　これに双極Ⅱ型障害に認められるという「他者配慮性と対人過敏性」を加えておきたい。内海によると、他者配慮性と対人過敏性は「つねに他人の評価を気にし、顔色をうかがい、自分の気持ちがおろそかになる」（「双極Ⅱ型障害という病」p.147、2013）ことであるという[2]。この性格は摂食障害の患者さんにもしばしば認められ、筆者は「人の言葉や態度に敏感で、その人の気持ちがすごく気になるほうですか？」などとたずねている。

　これらにさらに発達特性に関する質問を加えることで、よりその人

の理解が深まる。発達特性を理解するには、次に挙げるような質問が有用である。いずれの質問の場合にも、人には誰しも、いろいろな得意・苦手があり、それが個性というものでもあるという姿勢でたずねたい。苦手が悪いというのではなく、実は苦手と思うものにもプラスの面もあることなどを伝えることも大切で、これは精神療法でもある。

❶人付き合いはどうか

　「社会性」についての質問である。笠原の (a) とも重なるものである。集団のなかに入るのはどうか、人付き合いは得意か苦手か、友達は多いか少ないか、などである。筆者は「友達はたくさんいますか？ それとも少ない友達と深く付き合うほうですか？」などとたずねる。友人が多くても浅い関係の場合もあるし、友人は少なくても親密な深い関係をもっている場合もある。

　「人に会うときには、何人くらいの人数がよいですか。四、五人？ 友達と二人で？」などとたずねることもある。「二人で会うのが楽です」とか、時には「数人で会うほうが、何も話さず聞いているだけでいいので楽です」といった返事が返ってくることがある。

　人付き合いの苦手さは、発達障害に限らず、統合失調症気質（分裂気質）や社交不安症などでも認められるもので、その人の理解や支援に有用である。

　また筆者は、しばしば職場や学校の休憩時間についてたずねる（p.38も参照）。なぜなら人付き合いが苦手な人のなかには、休憩時間の過ごし方に苦労している人が少なくないからである。治療者がその苦しさやつらさに共感することで、患者さんはわかってもらえたという感じがして少し気持ちが楽になることが多い。

❷言葉でのやりとりはどうか

　「コミュニケーション」についての質問である。話したり聞いたりす

るのは得意か苦手かを確認する。筆者は「おしゃべりなほうですか？それとも静かなほう？」「よく話すほうですか？　それとも聞き役のほう？」などとたずねる。「聞き役です」と恥ずかしそうに返事が返ってきたら、「聞き役は大切ですからね。時に、悩み事の相談をされたりすることはないですか？」などと続けてたずねることもある。

　言葉でのやりとりが苦手な場合は、「何かをたずねられて答えようとしたら、うまく説明できず困ることはないですか？」とか、「気がついてみると、自分の話したいことを夢中で話していたりすることはありませんか？」などと、説明するのは得意か、一方的にならないか、などを確認してみる。「何を話そうかと、話題に困ることはないですか？」とか「職場（学校）で人の話を聞いていて、何を言っているのかよくわからないな、と感じることはないですか？」などと質問することもある。

　コミュニケーションの苦手さも、前述の人付き合いと同様、発達障害に限らず統合失調症気質（分裂気質）や社交不安症などでも認められるものである。これらの苦手さがわかったら、「ゆっくり、あっさり、ていねいに」やりとりすることを心がける。

❸こだわりはどうか

　筆者は「1つのことが気になったら、それが頭にこびりついたようになることはないですか？」とか、「1つのことをやり始めたら、夢中になってほかのことが目に入らなくなることはないですか？」などと質問する。こだわりが強い人は、仕事や趣味でも心配事でも「切り替えられない」ことに苦しむことが多い。「頭が硬くて頑固、でも筋を曲げない人」などと評されることもある。仕事や趣味へのこだわりはしばしば肯定的に評価され、逆に心配事などへのこだわりは否定的に評価されやすい。治療や支援では、心配事に対するこだわりを、仕事や趣味などの生産的なものへと切り替えることが求められる。「職人」的

な手仕事など、そもそも資質としてこだわりを求められるものは少なくないので、支援により苦しみを和らげられることもある。

こだわりは、発達障害でも認められるが、強迫症、摂食障害をはじめ、うつ病の病前性格としての執着性格、てんかんの粘着気質などに、幅広く認められる。筆者はこれらを「こだわりスペクトラム」と呼んでもよいのではないかと考えている。

❹注意力はどうか

「注意の転導性」「不注意」についての質問である。注意は1点に集中するほうか、移ろいやすいほうか。「1つのことに集中できず、次々と興味が移ってしまうタイプですか？」「パソコンで画面を開いたら、目に入るものが次々と気になって、そのページを開いているうちに、もともと、何をしようとしていたかわからなくなることはないですか？」などとたずねてみる。これは、プラスに出ると「好奇心の旺盛さ」となって表れることになるし、マイナスに出ると「仕事が手につかない」「忘れ物や落とし物が多い」「怪我やミス・事故が多い」ということにもなる。

逆に「1つのことに集中し途中でやめられなくなるほうですか？」などと聞いてみることもある。これは前述した「こだわり」に関する質問と同じであり、注意の1点への集中と「こだわり」は、ほぼ同じものではないかと筆者は考えている。

これらはいずれも、注意欠如・多動症（ADHD）や自閉スペクトラム症などの発達障害で認められるものである。

❺動きの多いタイプか少ないタイプか

動くのは好きか、じっとしているほうが好きか。筆者は「休日はどのように過ごしますか？ 外に出ていろいろなところに行くほうですか、それとも家でじっとしているほうですか？」などとたずねてみ

る。動きの多いタイプの人は、動いて何かやっていて、刺激が次々と入ってくるほうが充実感があり、じっとしていることを求められると苦痛である。一方の動きの少ないタイプの人は、じっとしていて、刺激が絞られているほうが心地よく、動くことによって環境が変化することやたくさんの刺激が入ってくることを苦痛に感じる。

　たとえば休日の過ごし方であれば、動きの多いタイプの人には、外に出て自分の興味や関心に沿った適応的な活動をし、ほどよく忙しく過ごすことを勧め、動きの少ないタイプの人には、家で好きな音楽を聞いたり、映画を楽しんだりしながら、ゆっくりと休みを楽しむように勧めるようにしている。仕事についても、動きのある仕事か、じっとしている仕事かなどをたずねたうえで、向き不向きを助言している。

❺手先は器用かどうか

　「小学生時代の工作やプラモデル作りは得意でしたか？」「折り紙や編み物などは得意でしたか？」と筆者はよくたずねる。発達障害の人は不器用な人も多いが、一部の人にとても器用である。無口だがとても器用という人は、料理人や工芸作家などの「職人」向きであり、そのような仕事に出会うことが転機になることもある。

　社会性やコミュニケーション、こだわりや注意力、手先の器用さなどは、その人を理解するために非常に重要な要素である。これまで成人の精神科臨床で発達特性はあまり重視されてこなかったが、発達特性を考えることによって、その人の理解が深まるものと考える。性格と発達特性を合わせてみたとき、初めてその人のありようがわかり、その人に合った働き方や職種がわかるのである。

病気か、それとも性格か

　適応障害やうつ病が長期化している患者さんの場合、抑うつ状態が症状なのか、それとも性格の変化によるものなのか、わかりにくくなる。家族は「やる気のなさやわがまま」が患者さんの性格であるように思え、患者さんは「家族に病気を理解してもらえない」と感じ、両者の関係がこじれてしまうこともある。患者さん自身も、抑うつ状態が持続すると自信がなくなり、それが病気による一時的なものなのか、性格が変化したのかわからなくなった結果、「自分がどのような性格だったのかわからなくなりました」などと嘆き、また家族も「昔は元気な人だったのですが、今はすっかり性格が変わってしまいました…」と話すことがある。

　このような場合は、認知療法が効果的に働くことがある。認知療法は、性格よりも認知により焦点を当てることにより、問題を外在化させ、患者さんの苦痛を和らげる働きをもつと筆者は感じている。

スムーズに問診を進められない場合

❶じっと黙って話をしない人

　拒否的・拒絶的と感じてしまいやすいが、黙って話をしない人のなかには緊張が強く言葉が出ない人が多い。いくつか質問して返事が返ってこないようであれば、「少し話しづらいようですから、ご家族のほうからお話を伺ってもいいですか？」とたずね、家族から話を聞いてみる。そのときも、家族のほうにだけ目を向けるのではなく、いつも双方に目を向け、時に「そのようなことだったのですね。大変だったでしょう」などと患者さん本人に向けて話しかけたりする。

　一人での受診の場合は、本人が何かに困っているからこそ受診して

いるので、「不安とか、元気が出ないとかでお困りですか？」などと、いくつか閉じられた質問を投げかけてみる。それでも黙っていたら、「困っていることを紙に書いてみますか？」と提案してみたり、「もう少ししたら話せそうですか？」などとたずねてみたりする。

❷途切れなく話を続ける人・話をうまくまとめられない人

　話のまとまりが悪く、途切れずにどんどん話が進んでいくような場合には、筆者は話をうまく受けとめられないということを率直に伝え、あらためてたずねたり、整理したりする。タイミングを見て、相手の話を「ちょっと、ごめんなさいね」などとさえぎり、「あなたのお話にうまくついていけなくなりました。ちょっと私の頭がこんがらがってしまったのですが、えーっと、あなたがお困りになっているのは、こういうことですか？」と要約してみたり、質問してみたりする。質問すると話にまとまりが出てきて、話の速度が少しゆっくりになることが多い。また患者さんのほうもたずねてもらうと話をまとめやすくなる。これは一方向の話を双方向の会話にする術でもある。つまり、診察医にさえぎられ、たずねられることによって、一方向が双方向になるのである。

　患者さんが話をしているのに急にさえぎって診察医の話を聞くように言ったり、まとまらない話をいい加減に聞き流していたりすると、患者さんは自分の話を受けとめてもらえたという感じがせず、ますます一生懸命に話そうとする、という悪循環になることがあるので要注意である。

　「こんなふうに、話をしようと思うと、なぜかうまくまとめられなくなって困っているんですよね」と筆者が言うと、「そうなんです！」と同意する患者さんもいる。

❸ 話が細部にはまり込んでしまって進まない人

　患者さんの話の内容が、たとえば20年前などかなり昔の出来事の詳細などから始まってしまったら、「うーん、ちょっと待ってくださいね。こんなに大切なことがまだいくつかある？　となると、あなたの今に行きつくまでにずいぶん時間がかかってしまいますね。大切なことだと思うので、少しずつ聞かせていただきたいと思うのですが、今日はまず、あなたが今、一番困っていることを教えていただけないでしょうか。たとえば、元気が出ず仕事に集中できないとか、何をしても楽しいと感じられないとか」などと、細部から全体へと話題の切り替えを試みる。一度全体をとらえると、全体のなかの細部の位置がわかってきて、ジグソーパズルを埋めていく感じに近くなる。

❹ 怒りながら話す人

　話を聞きながら、「この患者さんは何に対して怒っているのだろう？」と想像してみる。精神科を受診しなければならないことに対して怒っている人もいるし、自分のおかれている状況に怒っている人もいる。診察医に対して怒っている人、理不尽な人生に怒っている人、病的体験に反応して怒っている人、はたまた怒り自体が症状の人もいる。話しているうちに患者さんの怒りが募っていくこともあるが、穏やかに話を聞いているうちに次第に怒りが和らぐ人が多い。

　怒りが次第に強まり暴力に移りかねない気配を感じたら、「申し訳ないですが、今日はお役に立つ診察ができそうもないので、これでいったん終わりましょう」と診察の中止を提案する。同時に、同僚スタッフへの連絡や、退室方法も考えておく。前もって、怒りが爆発しそうに感じられたら、診察医の背後の扉を開けておく、同僚に待機してもらっておくなどの準備をしておく。万が一、暴力が発生することになれば、患者さん自身がのちに苦しむことになりかねないので、未然に防ぐように努める。診察医自身や同僚スタッフの安全確保なし

に、安全で安心できる治療的な雰囲気を提供することはできない。

> **エピソード**
>
> 　ある男性は、初診時に「なんでこんなに待たせるんだ！」「しんどくてやって来ているのにひどいじゃないか！」などと怒り始めた。確かに、待ち時間の目安を伝えていなかったなど、筆者のほうにも問題があったので、率直に謝罪した。それでも男性は怒り続け、1時間近く時間が経過した。筆者は謝罪しながら、「ただ、せっかくおいでいただいたのだから、あなたのお困りのことを教えていただけないでしょうか？」とたずねたところ、ふと気づいたように、「こんなふうに、怒り出したら止まらなくなってしまうのです…」「最近は部下の失敗を怒り出したら止まらなくなって、それで今日やって来たのです」「何かイライラしていて仕事にも集中できない。こんなに怒ってしまったのでもう先生のところにも来られない」と涙を流しながら話し出した。男性は過労による抑うつ状態と考えられたので、「そんなことはないですよ。疲れがたまりすぎて元気がなくなると、気持ちにブレーキが利かなくなる。これは病気の症状だと思います」と伝えたところ、ほっとした表情に変わり、その後通院することとなった。

❺緊張の強い人・怯えている人

　本人と視線を合わせる回数を減らし、できるだけ正面で向き合う格好にならないように角度をずらし、心持ち椅子を引いて距離を空ける。場合によっては、本人の記した問診票を見ながら書かれていることを質問する。二人の間に問診票やメモ用紙などを置き、そこに二人の視線を注ぐようにすると、いくらか緊張が和らぐことがある。あま

りに緊張が強い人には、「話さなくてもいい。診察室には、無理がなくいられるだけいてくれたらいい。しんどくなる前に終わりましょう」などと伝えることもある。

　目深に帽子をかぶったり、長い髪で目を隠したり、大きなマスクで顔を覆ったりすることによって緊張を和らげようとする人もいるが、診察の回数を重ねるにつれて、顔の見える範囲が広がることが多いものである。無理に見せてもらおうとせず、自然に見えてくるのを待つくらいの気持ちでいたい。

❻家族に話してほしいと求める人・傍らの家族をたびたび見る人

　本人の困り事を家族が説明するというパターンを続けると、本人の気持ちや考えが見えなくなるので、「できるだけ、ご本人から話を伺いたい」とはっきり伝える。

　家族から話されたことを受けて、本人に向かって「……ということで困っているのですか?」と返してみる。本人→家族→診察医→本人というパターンを繰り返しているうちに、少しずつ本人⇄診察医というやりとりが増えてくるものである。前述したが、くれぐれも家族⇄診察医というやりとりにならないように注意が必要である。

楽なとき、ほっとするときをたずねる

　診察の後半になったら、「楽なときはないか」「ほっとするときはないか」などとたずねてみる。症状には大なり小なり変動があり、苦しいときもあれば、いくらか楽なときもあることが多いが、その楽なときを知りたいのである。どのようなとき、どのような状況で少し楽になるかを知ることは、治療や支援にとって重要である。よくなるということは、「苦しい考えがあまり浮かんでこず、楽な時間がありまし

た」とか「ご飯を食べて、美味しいなと初めて思いました」というような時間、そのような少し楽な時間が長くなることであり、それがわかれば患者さんもよくなることの具体的なイメージがもてる。また、現在は症状に困っているが、そのなかによくなっていくための"芽"のようなものがあることに気づく機会となることもある。

なお、たずねるタイミングが悪いと、患者さんが「自分の苦しさを認めてもらえない」と感じることもある。そこで、「症状はとても苦しいものですが、苦しいときでもよくなったり悪くなったりの波があることが多いものです。そのようなことはないですか？」などとたずねるようにすると、誤解が生じるのを避けることができる。

好きなこと、得意なこと、趣味をたずねる

好きなものや得意なもの、趣味などを知ることにより、その人がどのようなものに興味や関心をもっているかだけでなく、性格や発達特性も見えてくることがある。多くの人が好む趣味かマイナーな趣味か、好きなことに集中する程度はどうか、しばらくしたら飽き、趣味が転々としたり、多趣味となったりすることはないか。自分の好きなことになると、寡黙な人が話し出し、時には多弁というくらいに話し続けることもある。そして、それが人とかかわる接点となることもある。

心理検査をより有用なものにするために

心理検査はいろいろな情報を多く含む有用なものである。そのため、単に心理検査の報告書を読むだけではもったいない。検査結果に

ついて主治医と心理士が話し合うことが大切である。主治医は心理士の話を聞くことによって、個々の患者さんの日常生活の困難さと検査結果とを結びつけて考えることができる。一方の心理士は、主治医の話を聞くことで、検査結果が日常生活とどのように結びつくのかを考えることができるのである。

　主治医は刺激の多い日常生活や診察室での様子から患者さんを理解しようとし、心理士は刺激の少ない検査室内での患者さんの反応から理解しようとする。検査室、診察室、日常生活の3つの場の情報を交換することにより、性格特徴や発達特性を含めた患者さん像が立体的に浮かび上がってくる。心理検査の結果も大切だが、心理検査室での患者さんの様子も大切なのである。そして何よりも大切なのは、それらについて主治医と心理士が話し合い、そのなかで患者さんをより深く理解することである。

1〜2度の受診で来なくなる患者さん

　風邪で近くの内科に受診するときと同様、不眠や軽い不安などで受診した場合は、受診し数回服薬しただけで、次回は受診しないということがよくある。症状が改善すると仕事や家事のほうが優先されるわけだが、健康度の高い人にはこのような受診で十分である。

　なかには、実際は深い問題を抱えている人もいるかもしれないが、まずは症状レベルでのていねいな対応をすることが適切だろう。通院を続けることで病的な側面を引き出してしまう場合もあるので、継続した精神科治療にあまり強く誘わないほうがよい。しかし、間隔を空けて再受診となり、次第にその人の抱えている問題が明らかになる場合もある。

　一方で、その人なりに診療に期待していたが、思っていたような成

果が得られず、失望して来なくなるケースもある。そもそもの期待が大きすぎた場合はやむを得ない。治療者との「相性が悪い」と感じた場合も通院は中断されやすい（遠方に転居する患者さんには、2～3か所医療機関を受診して、自分と相性のよい主治医を選ぶように勧めることもある）。

　診察で十分に話せていないと、少しずつその不満が積もり、あるとき突然に通院を中断することもある。筆者にも苦い思い出が数多くあり、「申し訳なかった」と思う患者さんがいるが、そうした患者さんについて考えてみると、「診察に時間のかからない、よい患者さん」が多い。つまり訴えが多かったり話が長かったりする患者さんの対応に時間をとられているうちに、「よい患者さん」は話したいのを我慢してしまうのである。

質問によって理解を深め、気持ちを汲む

　理解を深め気持ちを汲む質問とは、その質問によって、治療者は「その人のことを少しわかることができた」と感じ、患者さんが「自分のことがわかってもらえた」と感じるような質問のことである。以下に具体例を挙げる。

● 働き始めると（頑張りすぎて）すぐに働けなくなってしまう人に、「働き出したら休まずに働いてしまう。休むのが苦手なのではないですか？」「休み下手ではないですか？」とたずねてみる。そうすると、休みをとらずに働き続け、疲れをためてポキンと折れるように働けなくなるということがわかる場合がある。患者さん自身も周囲の人も、「仕事が続けられないダメな人間」ととらえていることが多いが、この質問によって、働き方が一本調子であり、働く–休むというリズムを作れないのが問題であるということがわかる。「働きすぎ

る」という言葉を用いることで患者さんが自分を肯定的にとらえることができ、初めて自分の働き方を変えようという気持ちになる場合がある。

　頑張って過剰適応している患者さんには、「しんどいと思うのに、頑張らなければと、無理をすることはないですか？」などと質問してみる。「頑張る」という言葉は、一般的には肯定的にとらえられるので、「頑張りすぎる」自分を認めることはできる。「頑張りすぎてダウンするというパターンをなんとか変えたいですね」「しんどいことを、わかっていても次々と背負い込んでしまうようなことはないですか？」などと聞くこともある。その延長で、「手抜きの勧め」などをしたりする。

● 人付き合いが上手で対人関係に悩んでいないように見える患者さんに、「見かけはあまり気にしないように見られるけれど、ちょっとした人の言葉や態度が気になるのではないですか？」「いつもなんであの人はあんなことを言うのだろうと気になることはありませんか？」などと、人の言動を敏感に感じとっているのではないかとたずねてみる。そうすると、「そうなんです！」と「自分のつらさが少しわかってもらえた」と感じてもらえる。そのような場合には、患者さんが診察医の言動を敏感に感じとっていることも考える必要がある。筆者は「私の話したことで、後になって心配になっていることはないですか？」などと聞いてみたりする。

　さらに、「些細な言葉が頭にこびりつくようなことはないですか？」と質問することもある。「昼間、職場で言われた言葉が頭にこびりついていて、家に帰ってもずっと考えています」などと返事が返ってくる。「それは苦しいでしょうね」と声をかけることから、さらに話が広がっていくこともある。

- いつもニコニコして「はい」と同意してくれる患者さんに、「いつも人を嫌な気持ちにさせたらいけないと、人に合わせようとしていることはないですか？」と聞いてみると、深々とうなずく人もいる。「いつも、嫌だなと思っても我慢しているのでは？」とか、「二人だったら大丈夫だけど、何人かで話していると、人によって言うことが違うので、合わせられなくて困ることはないですか？」などとたずねると、患者さんは「自分の苦しさをわかってもらえた」と感じることが少なくない。この場合も、患者さんは診察医に対しても過剰に合わせようとしているのではないかと考えることが大切である。筆者は「診察では、嫌だなとか、おかしいなとか思ったら、教えてくださいね。そのほうが、私も勘違いをしないし、あなたの気持ちがよくわかると思うから」などと伝えるようにしている。

● 引用文献

1) 笠原 嘉：精神科における予診・初診・初期治療．星和書店，2007
2) 内海 健：双極Ⅱ型障害という病—改訂版 うつ病新時代．勉誠出版，2013

7

言葉のやりとりを確かなものとする

患者さんにとってのコミュニケーション——筆者の体験から

　筆者が身体疾患を患い、患者となったときに受けた診察で忘れられない思い出がある。

　主治医に自分の不調の経過を伝えようとしたのだが、細部を長々と話してしまい、まとまらなくなってしまったのである。元来緊張しやすい性格のためであろうか、診察時間が限られているので短く簡潔にと思うのだけれど、時間を意識すればするほど話はますます散漫となり、混乱してしまった。しかし主治医はそれをとがめず、途中から的確に質問してくれたので、それに答える形で経過を説明することができ、救われた思いがした。もしそのとき、主治医にとがめられていたら、どのような状態になっていたか自分でもわからない。

　話は変わって、筆者の家族が手術をすることになったときのインフォームド・コンセント（説明をされたうえでの同意）のことである。筆者は事態の急な展開に不安を感じており、主治医の説明が聞きとれず、理解もできていなかった。ただ、この主治医に任せるしかないと感じており、うなずきながら話を聞いていた。主治医の書いてくれたインフォームド・コンセント用紙には筆者もサインをしたのだが、そこに

書かれている内容は理解できていなかった。手術が近づくにつれて疑問や不安は高まり、心配な点をあらためて主治医にたずね、初めて手術の内容とリスクを理解したのである。主治医にも家族にも申し訳ない思いであった。

　自分自身、そして家族が患者になるということは、不安なことである。不安になると、その人の弱点が際立つものである。筆者の場合、コミュニケーションの苦手さはくっきりと際立ち、話すことも聞くことも難しくなってしまう。そのようなとき、的確な質問をしてもらえるのはとても助かる。また、同じことを繰り返したずねてもとがめられないのもありがたい。診察は心理的なゆとりのある診察医が、心理的なゆとりのない患者さんに行うものであるが、この心理的なゆとりの差には意外と気づきにくい。診療医は患者さんのゆとりのなさに絶えず配慮すべきであろう。

　まして診察室は診察医のホームグラウンドであり、患者さんはいつもビジターである。ビジターである患者さんのなかにはいつもと違う環境でうまく話せない人もいるが、そうしたこともきちんと理解し、急かしたりとがめたりせず、患者さんがゆっくりでもいいから話せるような姿勢や雰囲気をもつことが大切である。そのことを自分自身や家族が患者になってあらためて気づかされたのである。

うなずく、相槌を打つ、語尾を継ぐ、まとめて返す

　診察は患者さんと診察医の言葉のキャッチボールである。患者さんから発せられた言葉は、診察医に受けとめられて初めて確かな言葉となる。患者さんが「話してもよかったのだ」「おかしなことを言っているのではないのだ」と感じることで、次の言葉へと続いていく。

　言葉が受けとめられたというサインは、本物のキャッチボールであ

れば、投げたボールが相手のグラブで受けとめられた瞬間の「バシッ」という音である。診察室において、グラブの「バシッ」という音にあたるのは、うなずきや相槌である。うなずきや相槌は、話している言葉に、「それでいいんだ」という保証を与える。だから、患者さんは次の言葉を発することができる。じっと聞き入られた場合、いくら聞き手が真剣であっても話し手には反応がわからないため、次の言葉を発するのに不安を感じてしまう。うなずきや相槌を入れることが、患者さんの発言を促す。じっと黙って聞き入るのではなく、受けとめているというサインを送りながら聞くように心がける。

エピソード

うなずきや相槌には文化差があるのだろう。筆者は英国滞在時、自分が人前で話すとき、聞き手はじっとこちらを見ているだけでうなずきや相槌が少ないことに驚いた。話した後に感想を聞くと「よかった」などと言ってくれるのだが、聞いている最中は容易にはうなずいてくれずじっと見ている。じっと見つめられながら聞かれているうちに、「つまらない話だ」「下手な英語で聞きとりにくい」などと思われているのではないかと考えて不安や緊張感が高まり、筆者の拙い英語はよりしどろもどろになり、何を話しているのかもわからなくなってしまうのであった。のちに黙っていることは真剣に聞いている証だと気づいたが、それでもいつもプレッシャーを感じていたものである。

患者さんの「……と思うんです」という言葉に、聞き手の診察医が「……と思われるのですね」と継いで話すことも大切である。それによって、次の「……と思うんです」という話につながっていく。患者

さんの話が少し長くなった場合は、「これまでお話しされたことは、○○、××ということがあり、とても苦しまれたということですね」と要約してみると、患者さんは話したことがきちんと伝わっていると感じられるものである。

ただし、受けとめているというサインを送ることは、必ずしも患者さんの話の内容を肯定していることを意味するものではない。疑問や反論がある場合は、「その点は、少し心配しすぎかなと思いますが…」とか、「悪いほうに考えすぎかもしれません…」などと言葉を添えるようにする。

エピソード

発達障害をもつ20代の女性が、転院を希望してやって来た。紹介元の医師は筆者が個人的によく知っている信頼できる医師だったので、「A先生はいい先生でしょう？　信頼できる先生だと思いますよ。これまでの経過もよく知っておられるし、続けて診てもらってはいかがですか？」と提案した。すると女性は「A先生はいい先生なんですけど、私が話をしていたら、眉間にシワを寄せて、じーっと聞いているんです。その顔を見ていると、私のことを怒っているのではないか、嫌っているのではないか、と怖くなるのです。だから、病院を変えようと思ったのです」と述べたのである。相槌なしに真剣に聞くというA先生の姿勢が、女性の表情の読み誤りを招いたのではないかと、自戒の念を込めて考えた。

発達障害の人たちに限らず、相槌なしに話を聞くということは、不安や緊張を高め、誤解や混乱を招きやすい。相槌や「合いの手」を入れることで、話がまとまり、患者さんが自分の考えを適切に表現できるようになることが少なくない。このケースで

は、女性の気持ちを紹介状に記し、女性にも読んでもらって同意を得たうえで、A先生のところへの通院を継続してもらった。

言葉のキャッチボールの流れ

❶患者さんが相手に言葉を投げかける

　患者さんが思いきって言葉を発する。緊張していると、言葉は短くなりやすく、まとまりも悪くなる。自信のなさや不安で言葉を発するのが怖くなると、言葉をまったく発せられなくなったり、緘黙になってしまったりする場合もある。質問されると、それに答える形で、言葉を発し始める人もいる。

❷投げかけられた言葉を受けとめる

　患者さんは自分の言葉が相手に受けとめられたという手応えを感じたとき、初めて人に自分の言葉が伝わったと感じる。そのためには、前述したように聞き手のうなずきや相槌などが大切になる。

❸受けとめた言葉を自分の言葉にして患者さんに投げ返す

　さらに「あなたの話を、①○○、②××、③△△、と受けとりましたが、これでよいですかね？」とポイントをいくつかに整理したり、聞き手の言葉として「要約」したりする。患者さんの話を聞いて受けとったことを、言葉にして投げ返すのである。

❹投げ返された言葉を患者さんが受けとめる

　聞き手から投げ返された言葉を聞いて、自分の発した言葉が相手に

確かに伝わったという実感をもつことで、患者さんはさらに次の言葉を発する気持ちになる。話すということに少し自信がつき、言葉のやりとりを通して、聞き手への信頼が育まれる。特にコミュニケーションに障害のある発達障害圏の人たちにとって、この言葉のやりとりは重要である。

言葉でのコミュニケーションと共有する文化

　話をする両者が共有する文化（考え方や感じ方、常識や振る舞い方など）や体験をもっていればいるほど、短い言葉で誤解のないコミュニケーションが可能になる。長年連れ添った夫婦が「あれ」「これ」「それ」などの曖昧な言葉でコミュニケーションが可能になる「阿吽の呼吸」や、伝統的文化を共有している地域共同体の「暗黙の了解」などは、その最たるものであろう。しかし、そのような伝統的文化や地域共同体のあり方が次第に崩れ、阿吽の呼吸や暗黙の了解のようなコミュニケーションが難しくなった昨今では、双方が伝えたいことを誤解のない言葉で伝えることがより重要になった。話し手と聞き手の考え方や感じ方が大きく異なる場合、曖昧な言葉やぼんやりとした表現は、双方が異なった意味にとらえてしまうという事態を招きやすい。たとえば手術に際しても、「危険性はありますが、でも、ほとんど大丈夫なんですけどね」という医療者の言葉は、聞き手によっては「危険である」と受けとめられたり、逆に「大丈夫」と受けとめられたりする。そのため、「○％の手術で亡くなられる危険性があります。5年生存率は○％といわれています」などと具体的に数字を挙げて話すことが誤解を避けるために必要となり、今日では書面で説明しサインをしてもらうという形での説明と同意（インフォームド・コンセント）の重要性が増したのである［図3］。

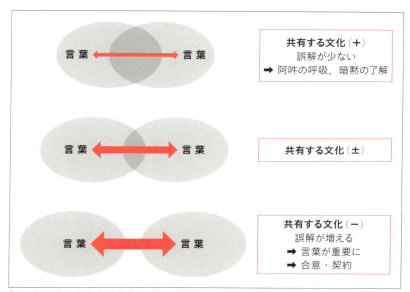

[図3] 言葉と共有する文化
共有する文化が多いほど、言葉が少なくても伝わる。

　ただ、危険性を含めたいろいろな可能性を、具体的に数字を挙げて説明するということは、その正確さや精度を上げようとすればするほど情報量が多くなり、説明された患者さんも理解するのが難しく、また患者さんや家族の自己決定を難しくするという問題もある。合意というのはなかなか難しく、事態は単純ではないが、医療者からの情報が正確に患者さんに伝わるためには、日頃の医療者との接触を通して患者さんが医療者を信頼していることが何よりも大切となるのではないかと思う。

精神科臨床におけるコミュニケーションの難しさ

　双方の考え方や感じ方の違いによるすれ違いといった問題は、しばしば精神科臨床のなかでも起こる。
　まず、治療者と患者さん・家族の間でもっている精神医学の情報量に差がありすぎて、話がかみ合わないことがある。また、医療スタッフが常識だと思っていることが、必ずしも患者さんと家族の常識ではない。たとえば「薬」に対しても、医療スタッフは「薬には、効果も副作用もあるが、治療に役立つことが多い」と考えているが、患者さんと家族は「薬は毒である」と考えている場合があるなど、認識が想像以上に大きく異なっている。それだけでなく、病院は医療スタッフのホームグラウンドであるが、患者さん・家族にとっては非日常の空間であり、心理的余裕がなくコミュニケーション力が低下しやすい。また患者さんや家族の被害的・悲観的・否定的理解などが、医療スタッフの言葉を歪めて受けとらせやすくしており、医療スタッフの言葉はしばしば誤解されやすい。逆に医療スタッフにとっても、患者さんと家族の言葉を正確に受けとりにくい。このように医療現場でのコミュニケーションはなかなか困難なのである。
　筆者が英国で陪席した診察では、他言語・他文化の患者さんを、通訳を介して診察するというものが少なからずあった。言語や文化が異なると、診察は、「症状の把握→病気の診断と説明→簡単な助言と薬物療法」という非常にシンプルなものになりやすい。同様に筆者が日本で他言語・他文化の患者さんの診療をしていると、患者さんの気持ちや考えの理解が大雑把になってしまうことに気づき反省している。言葉でのコミュニケーションが損なわれると、必要最低限の情報を確認するだけという治療になりやすく、患者さんの気持ちや悩みを受けとり支持したり、助言したりするという細やかなコミュニケーションが難しくなる。

だが、時間はいくらかかっても、患者さんが自分の気持ちが伝わったと感じた瞬間に表情が和らぐことがあるのも事実である。患者さんは、言葉が通じず、自分の気持ちや考えを伝えられずに苦しんでいる。患者さんの生きてきた国や文化を少しでも知っていること、知ろうとすることが、理解を細やかにするのではないかと思う。

8

複数の情報を総合する

診察室の外の患者さんを知る

　診察医にとって、病院のスタッフなどと患者さんについて一言二言、言葉を交わすことは、それだけでも非常に意味がある。たとえば外来であれば、患者さんの言動は、受付のスタッフや看護師など接する人によって異なることが多い。「今日は挨拶することもなく、うつむいて帰って行かれました」などと聞くと、どのような気持ちだろうか、どのようにサポートしていけばよいだろうかと考えるし、「待合室では、じっと考えこんでいるような感じでしたが、帰り際にはニコッとして『お世話になりました』と挨拶して帰られましたよ」などと聞くと少しほっとする。

　このような情報を得ることによって、診察室とは異なった（時には同じ）患者さんの姿を知ることができ、自身の診療を相対化して見ることができる。外来診療であれば診察室以外での言動を、入院診療であれば病棟以外での言動を知ることが重要である（p.1 も参照）。

> **エピソード**
>
> 　筆者は、患者さんについて、診察に陪席している研修医などと交わす何気ない一言二言のやりとりから学ぶことも多い。特に若い患者さんの話題については、「患者さんの話されていたことは、今流行っている〇〇のことですね。〇〇に興味があるんですね」「先生の××という言葉に考え込んでおられましたね」「大変な苦労ですよね」などと、研修医の言葉に気づかされることが少なくない。診察している医師は、陪席している研修医に教えるだけでなく、自身も学んでいる、つまり相互学習なのである。

場面によって異なった姿が現れる

　診察室などでの1対1の場面ではわからないが、入院するとスタッフやほかの患者さんなど複数の人のなかで過ごすことになり、異なった言動が現れ、驚くことがある。

> **症例**
>
> 　70代後半の女性。胃部の痛みや不快感が続き、内科で精査したが異常はなかった。内科医から「心配ない」と言われても、執拗に症状を訴えたため、紹介されて筆者の外来へやって来た。身体の症状だけでなく、不安・抑うつも強かったので入院治療となった。しかしいざ入院すると、身体症状も精神症状も短期間で消失した。入院した途端に切り替わったようにさえ見えた。その後も

> 女性は病棟で、特に問題なく過ごしているようだった。後からわかったことだが、身体症状が出る前は、息子家族との同居の話が出ており、それに悩んでいたようであった。どうやら息子家族との同居が負担だったらしい。
> 　筆者が回診時、ベッドサイドに見事な折り紙があったので、「すごいですね」と感心したところ、昔から手先が器用で、折り紙なども得意であるということであった。

　この事例について、その後の多職種カンファレンスで次のようなやりとりがあった。

看護師（Ns）：この患者さんがいると、同室の患者さんが部屋から出て行ってしまうのです。ほかの患者さんが本を読んでいるところに突然近づいていって覗き込もうとしたり、患者さん同士が話しているところに突然割り込んで一方的に自分の話をしたりするからです。それで、ほかの患者さんが落ち着かなくなって、この患者さんが部屋にいるときには外に出て行かれるようになったのです。

筆者：ほかの人との距離がうまくとれず、相手が負担になっていることにも気づかないのですね。自分の興味や関心が中心で動いてしまうという感じ…。

Ns：そうなんです。だから部屋ではいつも一人なんです。でも、一生懸命に折り紙をしたり、何か探し物に没頭したりしていて、あまりしんどくはなさそうです。

筆者：作業療法場面ではどうですか？

作業療法士（OT）：革細工はとても上手です。すごく集中してやられています。でも、看護師さんが言われていたように、ほかの患者さん

と私が話しているときでも、お構いなしに割り込むように入ってきて、一方的に自分の質問をされるのです。

　プロが作っている革細工の写真を見て、その通りに作ろうとされます。相談せずに、我流で作るので、ある程度いくと行き詰まる。それで私が助言しようとしたら、「未熟者！」と怒られたんです。確かに未熟者だけど（笑）。

筆者：自分の力でやれるという自信とプライドがあるんでしょうね。だから助けを借りるのが苦手で、「未熟者！」と断ったんですね。

OT：そうなんです。本当に怒ったわけではないんですけどね。でも、ほかの患者さんが革細工で困っているときは、一生懸命教えてあげています。我流なので、ほかの患者さんが混乱されるときもありますが…。教えるのは好きですが、わかりやすく教えるのは得意ではないですね。（そのとき、女性がこれまでに我流であるレベルにまで達してきた物作りに対する自負・プライドを感じた。これを損なってはいけない）

　入院環境での多職種の情報を総合して、次のような仮説を考えた。
　女性には、折り紙や革細工に没頭するという、集中する力がある。そういえば筆者が病室へ行っても、自分の探し物に熱中して筆者が来たことに気づかないこともあった。そのような集中・没頭するエネルギーが、身体の不調に向かうと心気症状となるのではないか。家ではエネルギーは身体に向かっていたが、入院した途端に、周囲の人や環境にエネルギーが向かい、症状が改善したのではないかと考えた。1点に集中するとほかのことに注意が向かなくなったり、自分の考えにこだわって我流でやってしまい人の助言を聞くことができなかったりすることなども、どこかで行き詰まりやすい原因となっているのではないか。本人は自覚していないが、きつい一言で周囲の人を傷つけることがある、ということもわかった。
　女性の1つのことに集中する力は、物作りというプラスの面にも、

心気症状というマイナスの面にも向くことがある。人の意見を聞いて自分の考えを修正することが苦手で、また場の雰囲気や相手の気持ちを読みとるのも不得意であり、コミュニケーションは一方向になりやすいが、自負・プライドをもっていることに関してはそれなりの説得力がある。女性のもつ得意・不得意は、場面によって、プラスが表に出たり、マイナスが表に出たりする。地域の緩い人間関係では、「きわめて活動的で多趣味な人」とプラスに評価され生きていたが、病室という小集団になると、マイナス面が表に出て行き詰まってしまうのではないかと考えた。筆者は女性を「発達障害傾向をもちながらも社会のなかで適応してきた人」と考えた。

　息子家族との同居の話に悩んだのも、大家族という距離の近い小集団ではうまく過ごせないとどこかで女性も感じていたからではないか。

　ではプラスの面が表に出る生活とはどのようなものか。そう考えた結果、息子家族と少し距離のとれる生活を送ることとし、趣味人として作品を発表したり、ユニークな個性と意見をもつ人として発言したりして、地域のなかで評価され生きていけるように支援することとした。息子とも話し合い、家に閉じこもらず、趣味や地域活動を積極的に行う生活を送らせてあげることが、女性にとって一番生き生きできる方法であるということを理解してもらい、そのようなサポートをしてもらうようにお願いした。

回復の兆候はどこで現れるか

> **症例**
>
> 　70代女性。抑うつ状態ということで入院。確かに抑うつ気分や抑制症状も認めたが、それよりも目立ったのは、不眠や便秘などの特定の身体症状に対する執拗な訴えと、薬の副作用への強い不安であった。不思議なことに訴えられる身体症状は週単位で変わり、その時々で気になったことを執拗に話しているようであった。
>
> 　主治医に代わって筆者が診察した際に、いつも筆者の視線と90度の角度、すなわち真横を向いて、壁や手元のメモを見つめ、読み上げるように話をしていたので、診察後の多職種カンファレンスで、誰か女性と目が合って話をしたことはないかとたずねたところ、主治医・研修医・看護師・作業療法士の誰も女性と視線が合ったことがないということがわかった。どこか外のほうであったり、壁のほうであったり、あらぬ方向を見ながら、そして正確に伝えなければという思いがあるからだろうか、しばしばメモを見ながらそれを読むように話をするのであった。
>
> 　そのような状態がしばらく続いていたが、あるとき、作業療法場面で、女性の雰囲気が少し変わったという報告があった。女性は集中して塗り絵に取り組んでいたが、その塗り絵のときの表情が少し和らぎ笑顔が出てきたという。そして視線が合うというほどではないが、作業療法士の顔のあたりをぼんやりと見るようになったというのである。ただ、医師・看護師の前では依然として変化はなかった。
>
> 　それからしばらくして、「散歩中に話しているときに笑顔が出ます」と1対1で付き添っている看護実習生から報告があった。

> しかも「結構、話がはずむんです」と言われ驚いた。その実習生ともやはり視線は合わないものの、ぼんやりと目のあたりを見ながら話すということであった。その後、女性が筆者に「この学生さんはとてもいい人です」と言い、それにも驚いた。その頃には、抑うつ状態はほとんど改善し、病棟生活の場面でも、看護師やほかの患者さんに対する表情が和らぎ落ち着きも出てきて、最後には、筆者や主治医に対しても表情が和らぎ、「元気になったので、退院しようと思う」と話し、退院していった。だが、結局最後まで誰ともきちんと視線は合わなかった。

　女性は、強い対人緊張と心気症状を伴う抑うつ状態であった。筆者や主治医の回診時には、身体症状を執拗に訴え、表情は硬く抑うつ状態はまったく改善していないように見えた。だが、回復の兆候は、異なった人と場面から現れていた［図4］。時系列で見てみよう。

①まず作業療法室の中で、表情が和らぎ少し笑顔が出てきた。作業療法士の顔をぼんやりと見るようになった。
②続いて、看護実習生との間で、表情が和らぎ笑顔が出てきた。実習生の顔をぼんやりと見るようになった。
③その後、病棟生活の場面でも、看護師やほかの患者さんに対する表情が和らいできた。しかし、最後まで視線は合わなかった。
④最後に、筆者や主治医に対しても表情が和らぎ、「退院しようと思う」と話した。

　このようにさまざまな場での多職種の観察を総合したとき、女性の回復が初めて見えてくる。診察医には回復していないように見えて

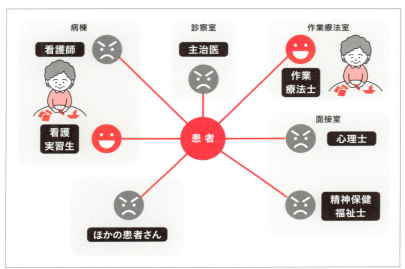

[図4] 回復は特定の人・場面から始まり広がっていくことがある
笑顔が出る人や場面をとらえることが大切である。

も、総合的に見ると着実に回復しているのがわかることがある。回復や変化の兆しが、どの場面で、誰に対して現れているのかを総合的に考えることが大切となる。

よい情報を共有する

　病棟の多職種カンファレンスや多施設でのケース会議は、問題行動や精神症状を契機に開かれることが多い。そのためミーティングの初めは、問題点や短所が話題になり、「それに対してどうするか」という議論になりやすい。つまりどちらかというと、ネガティブな側面が注目され、共有される。それなりの結論が出たとしても、それは問題へ

の対策である。それだけでは人が集まった価値がない。

　筆者は、ミーティングの後半で、「ところで、この人のよいところはどんなところだろうか」と話を転じるようにしている。それぞれの人が感じているよい面、よい表情や笑顔が出た瞬間などを話してもらう。あの人の前ではよい笑顔が出る、あの場所に行くと生き生きとするなどのことがわかり、その情報を共有する。それが本当の意味での連携だと思う。

　治療や援助とは、よい笑顔、生き生きとした表情が出る人と場面が広がっていくことではないか、筆者はそう考えている[1]。

●引用文献
1）青木省三，村上伸治（編）：大人の発達障害を診るということ―診断や対応に迷う症例から考える．pp277-278，医学書院，2015

●参考文献
・青木省三：精神科治療の進め方．日本評論社，2014

9

生活を理解する

日常生活で、何にどのように困っているか

　日常生活をどのように過ごしているか、一歩踏み込んで特定の行動などについて具体的にたずねてみると、患者さんの困っていることが浮かび上がってくることがある。次に少し例を挙げてみよう。なお、これらはあくまでも例であり、実際にはさまざまな、時には予想外の返事が返ってくることがあるが、その返事を聞いていると、少しずつその患者さんの日常生活が見えてくることが多い。

» 「テレビはどうですか？」
- 最近はテレビは見ていません。以前は、ニュースやバラエティ番組を見ていたのですが、今は騒々しいだけで、何を見ても頭に入ってきません。3か月ほど前から、テレビをつける気にすらならなくてまったくつけていません。（見る気持ちが湧かない…うつ病圏？）
- テレビのニュースを見ていると、報じられている事件が妙にリアルで、何か自分の身にも同じようなことが起こるような気がして不安な気持ちになってきます。だから恐ろしくてテレビはつけていません。（内容が恐い…統合失調症圏？）

- テレビの音が騒々しくて、イライラしてなかなか集中できません。テレビを見ているときに、家族が話しかけてきたりすると、テレビの内容がよくわからなくなります。だから、集中して見ています。ご飯を食べながらテレビを見たりすることはできません。(音や画面が気になる、テレビを見ながらほかのことができない…発達障害圏?)
- (診察室で傍らに座っている家族が)テレビを見ているときは、いつもと変わりません。バラエティ番組では面白そうに笑うし、くつろいで楽しんでいます。でも、時に、暗い顔でぼーっとしているときがあるのです。話しかけると、また、いつもの元気に戻るのですが…。(楽しいときもしんどいときもある…軽症うつ病圏?)

　うつ病圏や統合失調症圏の患者さんは急性期にはテレビを見られない人が多いが、回復に伴って、テレビを見る時間が少しずつ延びる、内容が少しずつ頭に入るようになる、楽しめるようになる、笑えるようになる、という変化が生じてくる。テレビの話題は、回復の指標として役立つ。発達障害圏では、聴覚過敏や視覚過敏、情報処理の困難さなどが明らかになることがある。

» 「新聞はどうですか?」

- 新聞はこのところ開いたことがありません。開こうという気持ちにならず、以前はよく読んでいたスポーツ記事にもまったく興味が湧きません。読もうとしても、文字が頭に入ってこないのです。(読む気持ちが湧かない…うつ病圏?)
- 新聞には、恐ろしいニュースがたくさん載っていて、恐ろしくて開くことができません。なかなか集中できず、何度も同じところを繰り返し読むのですが、頭に入らないのです。少し読んだだけでもぐったり疲れてしまいます。(読む内容が恐い…統合失調症圏?)
- 新聞を開くと活字がいっぱいで混乱します。活字の大きさが違うの

が気になって、記事が頭に入ってきません。明朝体はくっきりしていないので読みにくく、ゴシック体だとくっきりしていて読みやすいです。大切な箇所にマーカーで色をつけたり、切り抜いたりすれば読めるのですが、たくさん書いてあると読めなくなってしまうんです。（活字の書体や大きさ、情報量が気になる…発達障害圏？）

　うつ病圏や統合失調症圏の患者さんは、急性期には新聞が読めない、頭に入らないという人が多いが、回復につれて見出しが、やがて記事が読めるようになる。発達障害圏では、こだわりや視覚過敏、情報処理の困難さなどが明らかになることがある。

»「スマホ・ケータイ、パソコンはどうですか？」

- メールなどが来ても億劫でなかなか返信できません。時間が経つとますます気が重くなって、最近は電源を入れていません。そうしたらますます取り残されたような気がしてきてつらいです。（見る気持ちが湧かない…うつ病圏？）
- メールで自分の悪い噂が流れているような気がして気になります。メッセージが届くと深い意味があるのではないかと考えてしまいます。いつも気になってチェックしているのですが、自分からはあまり送りません。（人が自分の噂をしている感じがする…統合失調症圏？）
- メールだと話すのと違って気持ちを伝えやすいのですが、「あなたのメールは怒っているようで恐い」と言われたりすることがあるんです。（話すよりも書くほうが気持ちを伝えられるが、書き言葉がどのように相手に感じられるか気づきにくい…発達障害圏？）
- パソコンの画面を見ていると、画面の端にいろいろな情報が見えるので、それを次々と見てしまって、気がつくとずいぶん時間が経っていて、最初に何をしようとしていたのかもわからなくなってしまいます。（画面上の多くの刺激に混乱する…発達障害圏？）

第9章　生活を理解する

うつ病圏の人は、スマートフォンなどを利用するのが億劫になり、メールなどに反応できず疎外感を抱くことがある。統合失調症圏の人は、ネット上の目に見えない人のつながりが自分を疎外してくるように感じる場合がある。発達障害圏の人は、言葉でのやりとりよりも画面での文字のやりとりのほうが自分の気持ちを表現しやすいという人が多いが、自分の書いたメッセージが相手にどのように伝わるかを想像するのが苦手なことが少なくない。

》 「お風呂はどうですか？」
- 身体を動かすのが億劫で、入らない日が多いです。お風呂に入っても気持ちのよい感じがしなくて、余計にぐったりします。（入浴する気持ちが湧かない…うつ病圏？）
- 風呂場に入ると、誰かに見られているようで、服を脱ぐのが怖いんです。外の音や話し声も気になって落ち着きません。湯の中に入っても、気持ちがよいと感じません。（入浴が怖くなる…統合失調症圏？）
- 服を脱ぐのも身体を洗うのも順番が気になって、その通りにしないと落ち着かないので時間がかかります。くたびれると、余計に気になって時間がかかってしまうのです。（入浴に順番などのこだわりがある…強迫症圏？　発達障害圏？）

　入浴についての話題は、湯の中に入り身体が温まったり、汗を流したりするのを気持ちよく感じるかどうかなどの身体感覚を知るのにとても有用である。入浴が気持ちよく感じられるようになることが回復の指標にもなる。

》 「スーパーでの買い物はどうですか？」
- 行くのが億劫です。行っても、何か買おうという気持ちが湧いてきません。思いきって、何かを買おうと思っても、どちらがいいかと

迷って決められません。だから、買い物に時間がかかって嫌なんです。（行く気持ちが湧かない、決断できない…うつ病圏？）
- スーパーに入ると、周りの人が何かジロジロと私をみているような気がして、怖いんです。人目や話し声が気になって苦しくて…。だから、どうしても必要なものを急いで買って、逃げるように帰ってくるのです。（人目や話し声が気になる、怖い…統合失調症圏？）
- 大勢の人のザワザワする声が耳に響いて、落ち着かないのです。それだけでなく、たくさんの物が目に入ってきて苦しいです。朝の人の少ない静かな時間なら、落ち着いて買い物ができるのですが…。それに商品成分表が気になって、じっと読んでみると少しずつ違って、どちらがいいかと考えているうちに決められなくなるのです。
（物音や話し声が耳に響いて落ち着かない、細部へのこだわり…発達障害圏？）

スーパーマーケットでの買い物についてたずねると、集団に入ったときの混乱、緊張、恐怖などを知ることができ、それらの改善は回復の指標となる。職場や学校など特定の人たちに出会う場と、スーパーマーケットや駅など不特定多数の人に出会う場では、困り方が異なることが多いものである。

» 「料理はどうですか？」
- 料理を作ろうという気持ちが湧かず、スーパーで惣菜を買ったり、コンビニの弁当を買ったりしています。作ろうと思っても、献立が思い浮かばず、何を準備したらよいのかわからないのです。味もよくわからなくなって、味つけに自信がありません。（作る意欲が湧かない、献立が思いつかない…うつ病圏？）
- お母さんの料理の手伝いをしています。簡単なものは作れますが、病気になってから新しい料理は覚えていません。（発病後、料理が覚えられない…統合失調症圏？）

第9章　生活を理解する

- お菓子は、レシピに砂糖が〇gなどとはっきり書いてあるので、きちんとその通り作ると美味しくできます。でも料理は、みんななんとなく味つけするので、はっきりとした量がわからず苦手です。（はっきりとしたレシピがあるものは得意…発達障害圏？）
- （診察室で傍らに座っている家族が）夜中に突然、作り始めたりして驚くけれど、この子の作る料理は独創的で、美味しいです。素材の組み合わせも、味つけも、不思議です。（独自の発想で料理…芸術家肌の発達障害圏？）

　うつ病圏や統合失調症圏では症状が認められるときには料理が作れず、回復とともに料理が可能となる。発達障害圏の人は、その特性が料理に反映されやすい。

》「散歩はどうですか?」

- 以前は散歩しながら、花や木を見るのが楽しみでしたが、今は見てもきれいだとか思わないし、それに家から出るのがとても億劫です。以前は近所の人に会って話すのが楽しみだったけれど、今は人に会うのが怖くて、出会わないようにしています。（散歩する気も起こらないし楽しめない…うつ病圏？）
- 外に出ると誰かがついてくるようで、それが気になって、逃げるように走ってしまうんです。だから、ゆっくりと花や木を見るゆとりはありません。家に帰ってもしばらく落ち着かないのです。（外に出ると人が気になり被注察感や被追跡感が出てくる…統合失調症圏？）
- いつも決まった道を歩いています。同じ道で景色が見慣れていると安心で、花や木もきれいだなと思います。新しい道は何か不安で落ち着かないので、周りを見るゆとりにありません。コースを外れると、方向がわからなくなって、よく迷子になってしまいます。（散歩のルートや時間が固定しやすい…発達障害圏？）

散歩に出て周囲の景色を楽しむことができるのは、うつ病圏でも統合失調症圏でも、かなり改善してからである。発達障害圏の人にとっては、同じ道、同じ景色が安心できるものとなりやすい。

» 「人混みはどうですか?」
- みんな元気に仕事や買い物をしていて、圧倒されます。自信にあふれた人たちを見て、自分はダメだとつくづく思うのです。(自分がダメという自信のなさが募る…うつ病圏?)
- 周りの人に今にも何かされそうで、とても怖いです。聞こえてくる声も、自分のことを怒ったり責めたりしているようで、怖くて仕方がありません。だから、そこからすぐに逃げるようにしています。(周囲の人の目や声が気になる…統合失調症圏?)
- 人がいても、自分に関係のない人たちなので平気です。でも、声が騒々しいし、光も眩しいし、イライラして落ち着かなくなって静かなところに避難します。(人混みが平気だったり過度に気になったり…発達障害圏?)

　人混みが気にならなくなるのは、うつ病圏でも統合失調症圏でも、かなり改善してからである。発達障害圏の人は、心理的・生活的にゆとりのあるときは人混みに入れることが多いが、ゆとりがなくなると入れなくなることが多いように筆者は感じている。

エピソードから生活を想像する

　日常生活の出来事を聞いているうちに、その患者さんの生活が浮かび上がってくることがある。

症例

　20年近く加療している発達障害圏の40代前半の女性。環境の変化や負荷で何回か混乱し、入院したこともある。裏表のない性格で、正直で素直。仕事が予定通りに進まないとパニックになり、「仕事の要領が悪い」と言われ、採用されては辞めさせられることを繰り返していた。現在は作業所に通っているが、それ以外にも2〜3の趣味を習っていて忙しい。

　ある日の診察で、以下のようなやりとりがあった。

女性：この頃、急に腰が痛くなって、足がしびれてきたんです。整形外科に行ってレントゲンを撮ってもらったら、神経を圧迫しているかもしれないと言われて、今日、MRIを撮るんです。腰痛になって、安静にしているとストレスがたまって…。

筆者：大変だね。でも最近は、腰痛でも動いたほうがいいらしいよ。何か重いものを持ったりしたの？

母親：この子は毎日、たくさん荷物を持って行くんです。

筆者：どういうことですか？

母親：両手にかばんを持って、さらにたすき掛けのバッグを…。「これがなかったら、大変なことになる」というのが口癖なんです。たとえば爪切りが2つ…。

女性：私、爪が割れやすいので…。

母親：それに絆創膏。

筆者：救急箱とか？（冗談のつもり）

母親：そう！　救急箱も持って行っています。カンカン照りでも傘を持って行くし…。レシートも何かあったらいけないからと、全部捨てずに持っています。だから大変なんです。

> 筆者：○○さん、腰痛の原因は重い荷物を持って通っていたことが大きな原因だね…。荷物を減らそう！
> 女性：喉が渇くので、ペットボトルを 2 本持って行かないといけないし…。
> 筆者：空のペットボトルを持って行って、水を入れたらどう？
> 女性：外の水は汚い気がして。
> 筆者：僕は空のペットボトルに職場で水を入れることもあるよ。
> 女性：それはいい考えですね。
> 筆者：あなたの荷物は 10 kg はあるね。もしかしたら、10 kg を超えているかも。これでは、腰痛になっても不思議ではないよね。
> 女性：ずっと持っていたから、大丈夫だと思った。
> 筆者：明日から、バッグを 1 つにしよう。それから、趣味を再開しよう。

　この女性のように大切な物を全部バッグに詰めて、大切に持ち歩いている人は意外と多い。診察室でいつも大きなバッグを 2〜3 個持って入ってくる人に、「大切なものを失くすのではないか」という不安や、「何があっても大丈夫なようにしておこう」という過剰な対策、時には「大切な物を盗られてしまいそう」という妄想に近いものが認められることがある。大きな荷物を持っている患者さんに対しては、「重たいでしょう」などとたずねることで、その理由がわかることがある。

　繰り返しになるが、生活のなかに思わぬ「困ったこと」があっても、本人は「困ったこと」だと自覚していないことがある。日常生活をたずねることで、具体的に「困ったこと」を把握し、その対応を考える。

それによって、生活を楽にする。これが援助の基本だと筆者は考える。

症例

30代後半の男性。サービス業で約10年間勤務しており、転勤でこの土地に来て3年目。妻子はいるが、現在は単身赴任をしている。2年ほど前より目が見えにくくなり、レジで誤って数字を打ち込んだりするなどのミスが起こり、眼科を受診。詳しく調べたが異常はなく、紹介受診となった。朝早くから出勤し、夜11〜12時に帰宅するという毎日で、1日にレジ担当が1〜2回まわってくる。家に帰ったらしんどくて、食事をしたらすぐに眠るという毎日。妻子のいる家には、経済的・体力的な問題で年に2〜3回帰る程度だという。

男性の生活を少しでも改善できないかと考え、助言を試みた。

筆者：あまりにも忙しくて疲れがたまると、身体のリズムが崩れて不調になることもあります。仕事と生活を緩める方法はないのでしょうか？

男性：正社員は私のほかに二、三人しかおらず、残りはバイト。人数が少ないので難しいですね。

筆者：思いきって転勤の希望を出して、大型店に異動するのは？

男性：異動するときは、役職が1つ上がるというシステムなんです。そうしたら部下の世話などで大変になります。とてもできそうにないですね。

筆者：休日に（妻子のいる）家に帰ったら、少し休めるかもしれませんね？

男性：休日はアパートでほとんど寝ていて起きられないんです…。

そのほかにも、いくつかやりとりをして小一時間が経ったが、男性の生活を改善するための糸口は見つけられなかった。

筆者：申し訳ない。少しでも生活に余裕ができるように何か助言ができたらと思ったけど、いい考えが思いつきませんね…。でも、話を聞いていると、たくさんの人のなかにいるけれど、意外と人と話す機会が少なかったように思いました。それもしんどかった要因かもしれませんね…。
男性：（はっ！　として）そういえば3年間、誰ともまともに話したことがありませんでした。それがよくなかったかも…。でも今日、本当に、久しぶりに話をしました。
筆者：定期的に話しに来られますか？
男性：忙しくて無理です。でも、話したくなったらまた来ます。

　男性はそう言って帰っていった。

　この男性は、仕事時間だけを見ても過重な労働をしており、その疲労によって身体症状が出現しても不思議ではない状態であった。しかも仕事を減らすのがとても困難な状況にあった。だが男性を苦しめていたのはそれだけではなかった。朝早くから夜遅くまで、たくさんの人のなかで仕事をし、仕事に必要な会話はしていたが、それ以外の会話はほとんどしたことがなかったようだ。男性は人とこころを通い合わせるという意味では、誰ともつながれず孤独だったのではないか。おそらく現在だけでなく、長い間、そもそも人とつながるという体験が乏しいまま、生きてきたのではないか。人のなかにいるのに人とつながれず孤独だった。それに苦しんでいたのではないかと考えた。

第9章　生活を理解する

このように生活について詳しく話を聞いていくと、その人の生きているなかでの苦しみがよりリアルにわかることがある。

●参考文献
・中井久夫：世に棲む患者．川久保芳彦（編）：分裂病の精神病理 9．pp253-277，東京大学出版会，1981
・村瀬嘉代子：心理療法と生活事象―クライエントを支えるということ．金剛出版，2008
・村瀬嘉代子：心理療法家の気づきと想像―生活を視野に入れた心理臨床．金剛出版，2015
・青木省三：精神科治療の進め方．日本評論社，2014
・青木省三：精神科臨床ノート（こころの科学叢書）．日本評論社，2007

10

生活史を理解する

人生の大きな流れを知り、仮説を立てて考える

　精神科診療においてまず大切なことは、患者さんの「人生の大きな流れを知る」ことである。すなわち、「これまでどのような人生を生きてきて、現在どのような環境（人的、物理的、職場的、家庭的……）に生きていて、現実の問題や精神症状にどのように対処しようとしているか」（青木省三「精神科治療の進め方」2014）[1] という、人生の大きな流れ（生活と生活史）を把握する必要がある。経済的にも人間関係的にも、人生が悪い方向に向かっているのか、よい方向に向かっているのか、そしてその人生は波乱に富んでいるか、変化のスピードはどうか、などを把握するように努める。人生の大きな流れと精神症状は時に影響し合っており、その人の生活史を聞くことで人生と病気の関係が見えてくることもある。

　その人のこれまでの人生における出来事や変化をつなぎ合わせてみると、その時々の出来事がその人の人生にどのような影響を与えてきたかを垣間見ることができる。加えて、それぞれの出来事の合間がどのような状態であったかをたずねることも忘れてはならない。たとえば、出来事①（父親の死）、出来事②（母親の死）というようにその人を支

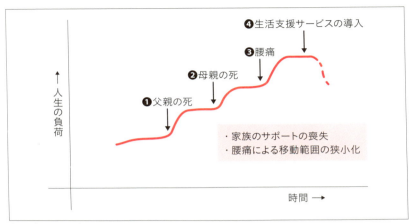

［図5］人生の負荷と精神症状

援する存在が一人ずつ減っているようであれば、生活上の負荷・困難が少しずつ増えていっているのではないかと確かめてみたほうがよい。なかには**図5**のように、出来事①（父親の死）、出来事②（母親の死）、出来事③〔腰痛（身体疾患）〕…、などと段差を登っていくように人生の負荷・圧力が増えている場合もある。このように、ある出来事の直接的な影響だけでなく、それによる人生の負荷・圧力の変化についても把握することが大切になる。

　患者さんの「人生の大きな流れ」と精神症状との関係などを考えて、病気に至る道筋を簡潔にまとめたものが「仮説」（診たて、ケース・フォーミュレーション）である。現症、現病歴、生活史など、聴取した情報から「仮説」を立て、治療や支援（**図5**でいえば、❹生活支援サービスの導入）を考えるということになるが、実際の臨床では、治療や支援を行うなかで新しい情報が入り、「仮説」を常に変更・更新していくものである。

人生の負荷の増加と精神症状の出現

　当然であるが、人生の負荷が増加するなかで、精神症状が出現したと考えられる例は多い。出来事や人生の負荷に直接反応したかのように精神症状が出現するときもあれば、明確にはわからないが両者が連動しているような例もある。

　「人生の負荷」を正確に定義するのは難しい。たとえば、休職や失職などで経済的な負荷が増えていく場合や仕事量が増えていく場合、配置転換で苦手な上司や同僚・部下と働くようになるなどで人間関係が悪化する場合、人間関係が希薄になり孤独を感じるようになっていく場合などは比較的イメージしやすい。だが、仕事の責任が増える場合や、逆に急に責任が減る場合などは、それを負荷と感じる人もいれば、好ましく感じる人もいる。何を負荷と感じるかは主観的なものであり、同じものでもどのように受けとめられるかは人によって異なる。「仕事量が増えたので負荷が大きくなった」などと安易に判断せず、そのときに患者さんがどう思ったのかをていねいに聞くことこそが重要となる。

　筆者は、人生の負荷が時間のなかでどのように変化しているかを、図を描くようにイメージするようにしている。以下に紹介する症例では、筆者の頭のなかでイメージした図を示すが、これらはあくまでも筆者個人の印象にすぎない。大切なのはそれぞれの診察医が頭のなかで患者さんの人生を思い描くということであり、その際の参考になれば幸いである。

ケース①：経済的困窮から抑うつ状態となった例

症例

　40代前半の男性。強い希死念慮を伴う抑うつ状態で入院希望のため紹介受診となった。受診時、不安・抑うつだけでなく、焦燥や怒りも感じられた。腕にいくつかの切り傷もあり、「もうどうにもならない」「死にたいという気持ちを自分で止められないので、入院して治療を受けたい」などと話した。

　4年前に職場の対人関係のトラブルで会社を退職。その後元気がなくなり精神科を受診したところ、適応障害と診断され、以降、抗うつ薬などを服用している。何度か新しい仕事を見つけようとしたが、短期間で辞めるということが続き、仕事に就く自信がなくなった。2年前から生活保護を受けてきたが、昼間の空いた時間にギャンブルをするようになり、それがやめられなくなった。生活保護費の大半をギャンブルに使ってしまい、友人への借金も増え、生活は追い詰められていった。しかし中途半端に仕事を始めると生活保護費が打ち切られるのではないかと心配し、仕事を探すこともできなかった。ギャンブルを始める前は友人と会って話したり遊んだりもしていたが、借金を重ねたことが原因か、次第に友人関係も少なくなり、このところは1日中アパートで過ごしているという状態であった。

仮説

　職場の人間関係などが原因で抑うつ状態となったが、再就職がうまくいかない・仕事に就く自信がないなどで、抑うつ状態が遷延した。生活が困難になり、生活保護を受けるようになったが、ギャンブル依

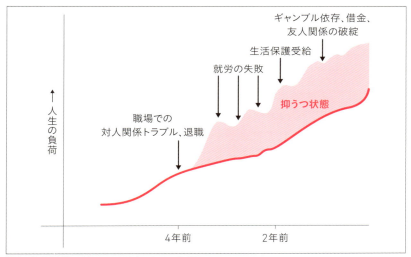

[図6] 経済的に追いつめられていった例

存と経済的困窮も強まり、抑うつ状態が増悪していった[図6]。ただ、生活保護受給は病気で働けないことが主な理由となっており、病気がよくなると就労圧力が強まり受給が打ち切られるのではないかという不安があった。それが抑うつ状態の遷延の一因ともなっていた。

ここで入院としてしまうと、さらに医療中心の生活になってしまうのではないかと考え、もし入院するとしても短期間とし、できれば外来治療だけで対応したいと考えた。

対応

薬物療法だけでは限界があるので、まずは生活の立て直しを図るため、ケースワーカーとともに経済面と生活面の支援を考えた。友人関係もほとんどなくなった孤立状態が男性を苦しめていると考えられたので、人とのかかわりの増加と、就労の準備を兼ねて就労継続支援A

第10章 生活史を理解する

型事業所を利用することとした。

> **ポイント**

　この症例のように、職場での負荷が適応障害としての抑うつ状態をもたらし、それが生活の苦労を増やし、さらに抑うつ状態を強める、といったことが起こる。生活状況と抑うつ状態が影響し合いながら悪化していき、気がついてみると、適応障害という程度を超えて重篤なうつ病になり、抗うつ薬などを多量に服薬する状態になっているという例も少なからず経験する。

　このような場合、薬物療法だけで治療を行っていると薬の量や種類が増えやすく、時に薬への依存や過量服薬につながることもある。実際にはなかなか難しいが、やはり生活の立て直しが鍵となる。それも複数の施設が連携しての支援が必要になるだろう。

ケース②：介護負担の増加でうつ病が遷延した例

> **症例**
>
> 　60代後半の女性。元来、真面目で責任感の強い性格。息子は重度の知的障害をもち、家で面倒を見ることができず、20年あまり前から施設に入所している。しかし、女性は親としてできることはしてやりたいという思いから、毎週末には家に帰宅させているという。
>
> 　10年ほど前、父親の死と息子の介護などが重なり、食欲不振、全身倦怠感で総合病院の内科を受診、抑うつ気分や意欲低下がみられたため精神科に紹介され、うつ病として加療を受けた。症状

は 3 か月ほどで改善したが、しばらくは定期的に外来へ通院していた。その後は季節の変わり目に軽い身体症状は認めるものの、大きな変化はなく、元気に過ごしていた。2 年前より背部痛が出現し神経内科にも通院するようになったが、同時に軽い抑うつ気分・意欲低下なども認めた。しんどいながらもなんとか家事や息子の介護をしていたが、あるとき事情があって普段以上に長い 1 週間ほど自宅で息子の世話をすることになり、その後、背部痛と抑うつ状態が強まりまったく身体が動かなくなって入院となった。

　反復性うつ病の可能性を疑ったが、2 年前からの背部痛・抑うつ状態の遷延と急激な増悪をどう考えたらよいだろうか。経過のなかで、女性への負荷を強めている何かがあるのではないか。

　そこで女性に息子の世話についてたずねると、次のような返事が返ってきた。「息子はとても可愛いが、世話が大変。いつも落ち着きがなく動き回るし声も出す。家に帰るとうれしいのか、非常に興奮する。若い頃は私も体力があったので、スーパーに行っても、自分のそばにいるように力で止めていた。でも、私もだんだん年をとり体力がなくなってきて、最近は抑えられなくなった。息子が週末に帰ってくるのだけでも、その後はぐったりするが、今回の外泊は 1 週間と長かったのでとても大変だった」

仮説

　女性が年をとり体力が次第に低下するとともに、息子の体力のほうが勝るようになり、世話をする負担は相対的に増加した。女性は息子の行動を制御できなくなり、自宅で息子の面倒を見ることが難しくなった。「いつまで息子の世話をすることができるだろうか」などと将来のことを考えると、なおさら行き詰まりを感じ、息子の世話ができ

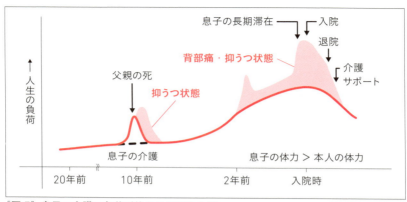

[図7] 息子の介護の負荷が徐々に増加した例

ないことに対する罪責感を強めたことであろう。それらが最近の2年間の背部痛と抑うつ状態の悪化に影響しているのではないかと推測した［図7］。

対応

そこで、治療においては、女性の親としての苦労を十分にねぎらうことと同時に、女性の負荷を減らす環境調整（息子の外泊の間隔の見直しや介護サポートの導入など）を行うことにした。このような場合、薬物療法も重要ではあるが、かといって薬物療法だけで治るものではないということに留意すべきである。

ポイント

抑うつ状態を遷延させる要因はいくつもあるが、「なんらかの人生の負荷が増加しているのではないか」と考えてみることは大切である。認知機能が徐々に低下しているという器質的な要因も含めて、対処力・対応力の低下とともに人生の負荷が増えていることも多い。

ケース③：人付き合いの減少で精神症状が出現した例

> **症例**
>
> 　50代後半の男性。10代後半に上京。もともと対人関係が苦手で、この20年ほどは工場の警備の職に就き、夜勤のみで働いていた。数人の職場であったが、数年前から、すれ違いざま、電車の中、タクシーの中など、さまざまな場面で「臭い」と言われたり態度で示されたりするという、自己臭妄想で苦しむようになった。そのため、仕事に行くことができなくなり、精神科クリニックを受診したが、症状はなかなか改善せず、これ以上は一人暮らしを続けられないと、高齢の両親を頼って帰郷した。元来親に頼ってはいけないという思いが強く、それまでは数年に一度帰省する程度だったという。
>
> 　精神科受診の時点で、すでに妄想性障害と診断され抗精神病薬で加療されたが改善なく、自己臭妄想と限局した幻聴は続いていた。
>
> 　筆者の初診時、「しばらく休んだら、また上京する？」とたずねると、表情が明るくなり、「年金を受けられることが確定したので、このまま実家の近くに住もうと思う」と話した。40年近い都会での一人暮らしの間、二、三人の友人がいたが、全員帰郷してしまって以来友人関係は皆無で、この数年は仕事以外での人との交流はなかったという。実家に帰ってほっとしたようであった。

仮説

　男性の「人生の大きな流れ」を考えると［**図8**］、人付き合いの苦手な男性は、10代後半で上京後、いくつか仕事を変わりながらも、夜勤

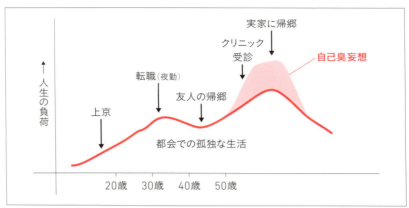

［図8］都会で孤立と孤独が深まっていった例

という人付き合いの少ない仕事を得て、ある時期までなんとか生き延びてきた。だが、その人生は孤独で厳しいものだったのではないか。そう推測した。

「病気の経過」としては、数年前に数少ない友人が東京を離れ完全に孤独となった頃から自己臭妄想が出現し、改善しないまま帰郷している。東京時代は苦しかったかもしれないが、帰郷後、高齢の両親に温かく迎えられた。それだけでなく、孤独な生活環境にもかかわらず苦労してきた甲斐があり、幸運にも仕事に復帰しなくても年金を受給できる状況になっていた。追い詰められてきた人生の流れは、帰郷を境に、経済的にも人間関係的にもよい方向に転じる可能性がある。

対応

「人生の流れ」がよい方向に転じていたので、数年続いた妄想性障害の予後は決して悪くないのではないかと考え、「今のような穏やかで温かい生活を続けていくことが何よりの薬になると思いますよ」と伝えた。予想通り、自己臭妄想は短期間のうちに消失し、その後は父親

の農業を手伝いながら、穏やかな毎日を過ごすようになった。受診の
たびに、硬かった表情と身体に少しずつ柔らかみが出てきて、笑顔が
増えていったのが印象的であった。

ポイント

　孤立と孤独という人生の負荷が強まっていくと、抑うつや妄想など
の精神症状が出現しやすい。孤立し孤独になっている人は、薬だけで
は症状の改善を図るのが難しい。人とのつながりが回復することに
よって、初めて薬が効果を発揮してくるように思う。

ケース④：友人が少なく不登校となった例

症例

　中学3年生の女子。「学校を休みがち」「みんなのなかに入れな
い」ということで受診した。正確にいうと、中学校を卒業したばか
りで、それまで彼女の相談に乗っていたスクールカウンセラー
に紹介されての受診であった。

　小学5年生頃から、特定の同級生より「足が遅い」などといじ
められるようになり、それが中学入学後にひどくなって、学校を
休みがちになったという。欠席日数は週1日、多いときで週2日
くらいで、完全な不登校というわけではなかったが、高校進学後
に不登校になってしまうのではないかと周囲は心配していた。

　筆者が「あなた一人にだけひどいことを言うの？」とたずねる
と、「私だけではない。何人か言われている」と答え、その際横か
ら母親が「ほかの子が言われても、自分が言われたみたいにつら

いらしい」と説明した。「仲のよい友達は？」と聞くと、「少しいる。だけど、休み時間は一人でいることが多い」と答え、「みんなでいるとつらい。一人でいると淋しい。二人がいい」と話したのが印象的であった。母親や担任の教師、スクールカウンセラーには自分の悩みをいろいろと相談できていたようであった。
　「運動は得意？　苦手？」という問いには、「苦手で不器用」と答え、「好きなことは？」とたずねると、「マンガ」ということだったので、「クラスのみんなが好きなようなマンガ？　それともファンが少ないマニアックなマンガ？」とたずねると、彼女と母親が笑い出し、「超マニアック」と言うのであった。聞くと、内容はブラックジョーク系のものなので、ほかに好きな人はいないらしい。「ほかの子と笑いのツボが違うんですよ」と母親が教えてくれた。

仮説

　話を聞いていて、「周囲の子どもたちとの接点が少ないなかで、中学校卒業、そして高校進学まで、よくぞ無事にたどり着いたな」とほっとした。彼女は孤独な小学校・中学校時代を、かろうじて生き延びたのではないかと推測した［図9］。

対応

　彼女と母親に対し、「あなたの趣味や考えは、今はあまり理解してくれる人がいないかもしれないけれど、高校に入ると今より趣味の合う人に出会うかもしれない。大学や社会人になると、好きなマンガのサークルなんかがあって、同じ趣味の友達にたくさん出会えるよ。あなたの人生は、これまではとてもつらかったけど、これからは少しず

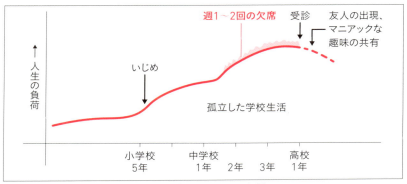

[図9] 小学校高学年から孤立と孤独が深まっていった例

つ楽なほうに向かっていく。僕はそう思うよ」と話した。さらに、「高校に入ったら、話ができる友達を一人見つけること。そして、相談ができる先生を一人見つけること。何かうまくいかなかったり、困ったりしたらここに相談に来てね」と伝えた。

ポイント

　小学校高学年から中学校で、対人緊張が強まり集団のなかに入りにくくなったり、時にはいじめを受けて孤立したりする子どもの場合は、どのように孤立を和らげるか、どのようにいじめの被害から守るかが課題となる。もちろん苦しい状況でも教室に行けている場合にはそれを支援するが、あまりにもしんどいときには保健室や相談室などの利用や、「これ以上頑張ると倒れてしまうよ」などと伝えて、登校をやめて家で休養することを促すことも必要になる（本人の頑張りを評価し、本人のプライドを損なわず、休養は1つの立派な選択であることを保証する。「名誉ある撤退」の勧めである）。そして次の学年で、または次の学校で状況のリセットを狙う。学校以外の経験、たとえばアルバイトなどが転機となることもある。

ケース⑤：脳梗塞後に妄想が出現した例

> **症例**
>
> 　70代男性。もともと、活動的でじっとしていられないタイプであった。
>
> 　3年ほど前から、妻が浮気をしていると言い始め、妻が一人で買い物に行こうとすると、「○○と会うのだろう」と責めるようになったという。この○○さんというのは、同じ町内の男性で挨拶を交わす程度の関係であるが、深い付き合いはなかった。○○さんは数年前に配偶者を亡くし、一人暮らしになっていた。妻は「挨拶くらいはしたことがあるが、ちゃんと話をしたことはないし、まして浮気なんか考えたこともない」と否定したが、男性は執拗に問いただし、責めるのであった。しまいには夜自分が寝ている間に、その男性が家に入ってくるとまで言い出し、深夜まで起きて家に入れないように見張りをしたこともあったという。
>
> 　男性は60歳の定年まで大企業に勤務しており、出張で国内、国外に出かけることが多く、単身赴任に近い状態であったという。たまの休日も、ゴルフや接待の宴席などで家にほとんどいなかった。ただ、仕事一筋というわけでもなく、歴史が好きで、出張した際には、合間を縫って名所・旧跡をめぐり楽しんでもいた。定年後はしばらく子会社に勤務し、休日は名所・旧跡めぐりなどをしていたが、5年前に脳梗塞を患い、半身の不全麻痺が残った。杖をつきながらなんとか歩くことはできたが、移動範囲は狭まり、家でも入浴や着替えなどで妻に頼ることが増えていた。

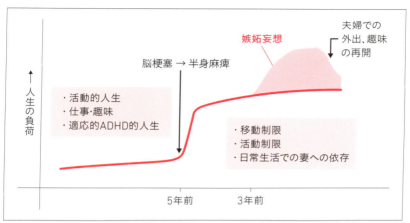

[図10] 活動的な人生から受動的な人生となり、妄想に発展した例

仮説

　脳梗塞による認知機能低下はまず考えておかなければならない。また、活動的な人生が脳梗塞により一転して移動や活動が制限された受動的な人生となり、初めて妻に世話をされるようになったという立場の逆転も考えておく必要がある［図10］。世話をされるのはありがたいことではあるが、プライドが傷つく体験でもあり、男性にとっては人生の負荷を急速に強めたのではないか。それが嫉妬妄想に影響していると推測した。

対応

　男性には移動・行動制限があったが、夫婦で家に閉じこもっている状況を変える必要があると考え、二人で温泉などの旅行や外出を楽しむことを勧めた。やがて男性は再び名所・旧跡などの雑誌を読むようになり、次に行くところなどの計画を立てるようになった。男性の移動・行動欲求がいくらか満たされ、妻と一緒に行動することが増える

第10章　生活史を理解する

とともに、男性の嫉妬妄想は薄らぎ、やがて消えていった。

ポイント

　この症例は、息子の嫁に世話をされている認知症の母親が「嫁に金を盗まれる」と訴えるような、物盗られ妄想に似ている。立場の逆転は思わぬ反応を引き起こすことがある。プライドが傷つくような体験が、嫉妬妄想や物盗られ妄想を発展させる可能性があるということを覚えておきたい。

ケース⑥：転地・転職を繰り返す例

症例

　30代の女性。演劇を志し、高校を中退して上京（負荷の増加、リセット①）。そこで知り合った演劇仲間の男性と結婚し子どもをもうけたが、夫とうまくいかず離婚。その後も演劇の勉強をし、働きながら子どもを育てていたが、仕事をしながらの育児は大変であった。子どもを実家の母親に預け、なんとか演劇を続けようと思ったが、次第に不安・抑うつが強まり精神科クリニックを受診、適応障害と診断され通院加療を受けた。通院中にパニック発作を起こし救急病院に搬送されたこともあったという。

　20代の前半に「これからは自然の中で生きていこう」と決意し、子どもは母親に預けたまま、北海道の大規模な農家に就職した（負荷の増加、リセット②…抑うつ状態からの躁転）。新しい仕事に張りきって取り組み、経営者にもこれからの農業の担い手と期待されていた。昔の友人のつてで、都会にも販路を開拓するという

新たな試みも行った。しかし北海道での生活が2年ほど経過した頃、再び不安・抑うつが強まり、ほとんど1日中寝て過ごすようになった。友人に連れられて精神科病院を受診し、そのときはうつ病と診断され加療を受けた。症状は半年あまりで次第に改善したが、農業は自分には合っていないと思うようになった。

　その頃より、「これからは暖かい土地で生活を」と考え、沖縄料理を勉強しようと沖縄に転居（負荷の増加、リセット③…抑うつ状態からの躁転）。沖縄料理店に下働きとして勤め、やがて本人の働きぶりと熱意から厨房に入ることが許され、次第にその腕を上げていった。しかし、30歳近くになって、沖縄料理に興味を失い、欠勤が増え、やはり心配した友人に連れられ精神科病院を受診。うつ病の再発と診断され、少し改善した頃に、子どもと両親と一緒に暮らそうと帰郷した（負荷の増加、リセット④）。

　帰郷後、母親とともに筆者の外来を受診。確かに抑うつ状態ではあったが、ときおり笑顔もみられ、抑うつ状態は改善してきていると考えられた。東京、北海道、沖縄と、3回の転地・転職をしており、少なくともその際には新しい仕事に向けて前向きになり、新しい職場を見つけ、転居するだけの決心や行動力があると考えられた。それだけでなく、いろいろと発想が湧き創造的となるようで、その能力はそれぞれの土地で評価されてもいた。それぞれの転地・転居は心機一転と考えることもできるし、軽躁状態であったのかもしれないと考え、「上京したときや北海道や沖縄に移ったときは、普段の自分よりも元気だったのではないですか？」とたずねてみると、女性は「もともと元気なほうだから。普段と変わらないと思う」と答えたが、母親は「いつも新しい土地に行くときは、自信いっぱいで、朝から夜遅くまで動いていて、明らかに普段以上に元気だと思う」と述べた。

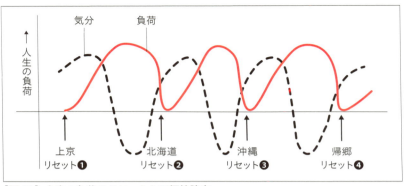

[図11] 人生の負荷のリセットと双極性障害

仮説

　転地・転職の多さは、彼女なりに、自分に合う仕事や勉強を見つけ頑張りたいという気持ちをもち、もがき苦しんできた結果であると考えることができた。だが、このような人生の大きな決断にはエネルギーを必要とすることが多く、それは主観的には「悩んだ末の決断、心機一転によるリセット」ということになるし、客観的には「抑うつ状態から軽躁状態への躁転」ととらえることもできる［図11］。いずれにしても、この女性なりに納得のいく落ち着いた生活とはどういうものかを考え、また近い将来に女性が新たな動きを起こす可能性を念頭においておく必要もあると考えた。

対応

　女性自身、何事も頑張りすぎて途中でダウンしてしまうということを自覚していた。そこで本人に対し、それが精神医学的には双極性障害と呼ばれるものであるということを説明し、気分安定薬の服用を勧めた。しかし、新しい土地に移り新しい仕事や興味のあることに取り組むには、軽躁的な力を必要とすることも多く、度重なる転地・転職

は「悩んだ末の決断、心機一転によるリセット」とも考えられることも伝えた。女性は、自分が頑張りすぎた結果として破綻を繰り返していることと、破綻をしたときの「うつ状態」の苦しさを認め、落ち着いた平和な生活を送りたいと服薬を希望し、加療することになった。

> **ポイント**

　本症例では、精神医学的な診断を伝え、服薬を勧めるだけでは診療として十分ではない。周囲から見ると軽躁状態であっても、患者さんにとっては「頑張って、なんとかしよう」という前向きな気持ちの表れでもあるので、その気持ちを尊重したうえで、同時に「頑張りすぎると再びダウンして、抑うつ状態になってしまう」ことも伝え、治療を勧める必要がある。

　本症例の女性のような場合には、抑うつ状態のときだけ受診して抗うつ薬を服用し、躁転すると「よくなった」と思って通院も服薬もやめてしまうことが少なくない。主治医は抑うつ状態のときだけを診ていることになるので、「反復性うつ病」のように判断してしまうことがある。患者さんの「調子がよかった」という時期について、働く時間の長さや睡眠時間の変化、人間関係や金銭の出費など、日常生活について一歩踏み込んでたずねることで、「軽躁状態」かどうかがわかることが多い。

　服薬をあまりにも嫌がる患者さんの場合、時にいくつかの約束事（たとえば金銭管理に関する取り決めやアルコールに関する取り決めなど）を決めて、それらについて話し合いながら、生活を安定させることによって気分の波を穏やかにしていくように試みる場合もある。具体的には、双極Ⅱ型障害の範囲で、軽躁状態が対人関係的にも経済的にも大きな問題（喧嘩や高額な買い物など）をきたしておらず、また抑うつ状態も強い希死念慮や自殺企図を認めないというように、その程度が比較的軽い場合

である。

ケース⑦：生活への不安の軽減により症状が軽快した例

> **症例**
>
> 　40代半ばの男性。高校時代に幻覚妄想で混乱し、父親に連れられて精神科外来を受診。統合失調症と診断され通院治療を続けたが、症状は持続していた。その後、結婚し子どもをもうけたが、「職場で周囲の同僚が自分の悪口を言っている」「テレビで自分の悪口を言っている」という被害妄想や幻聴に苦しみながら仕事を続けていた。あまりのつらさに耐えかねて、「仕事を辞めたい」と仕事途中で職場を抜け出し外来を受診することがしばしばあった。薬物療法も行っていたが、いくらか苦しみを和らげたものの、つらさは続いていた。
>
> 　ところがある日、男性が晴れ晴れとした表情でやって来た。そして「私はこれでちょうど25年間、働きました。これで年金が下りるようになり、ほっとしました。あとは勤められるだけ勤めます」と述べたのである。このとき初めて、男性の明るい生き生きとした表情を見た。
>
> 　その後、いくらか気持ちのゆとりができた男性は、それまでが嘘だったかのように被害妄想を訴えなくなり、緊急に受診することはなくなった。症状がなくなったわけではないが、それなりのゆとりをもって、仕事と家庭生活を続けることができるようになったのである。

仮説

男性の幻覚妄想の勢いは、将来の生活不安に影響を受けていた可能性がある。年金が下りると決まったことが、男性の生活不安を軽減させ、幻覚妄想を軽減させたのではないかと推測した。

ポイント

生活の不安が減ると、幻覚妄想などの精神症状は改善してくることがある。慢性の統合失調症の治療においても、生活の安定、生活の質の向上がとても重要である。症状はあっても、穏やかなよい生活を送れるようになることが目標となる（p.224「生活へのアプローチ」も参照）。

ケース⑧：外傷体験の影響か判断に迷う例

はっきりとした心的外傷があり心的外傷後ストレス障害（PTSD）症状が出ている患者さんを診ると、PTSDと診断してしまいやすいが、もしかしたら外傷前から、たとえば発達障害特性をもっている場合があるかもしれない。交通事故などによる頭部外傷から不注意や性格の変化などが始まっているように見えると、高次脳機能障害などと診断してしまいやすいが、これも外傷前から、発達障害特性をもっている場合がある。いずれの場合にも、外傷の際の診断は、特に慎重さが求められる。

症例

30代の男性。職場で人間関係のトラブルを起こし退職するということを繰り返していた。思考の切り替えが困難で、融通が利か

ず、衝動性も高く、些細なことで上司や同僚と喧嘩を繰り返し、ここ数年間は仕事をせずに家にひきこもっていた。男性は大学時代に交通事故で脳挫傷となり、その後、後遺症が残り高次脳機能障害と診断されていた。精神障害者年金を希望したため、あらためて事故前の話を聞いたところ、幼小児期より不注意、衝動性、こだわりなどを認めたため、ADHDと自閉スペクトラム症の傾向をもっていたのではないかと思われた。

仮説

男性は発達障害がベースにあったために事故の影響を大きく受け、現在の状態になったとも考えることができた。しかしどの程度発達障害が関与し、どの程度高次脳機能障害が関与しているのかは、受診時点ではわからなかった。このような場合、事故前の状態と事故後の状態を比較しなければ診断はつけられない。PTSDや高次脳機能障害が疑われるケースでは、外傷となる出来事が起こる以前の状態を、十分に確認する必要がある。

ポイント

この男性の場合、交通事故後の精神科受診が20歳前であり、現在の生活障害の大きさを考えると精神障害者年金の受給資格については問題ないと考えられた。だが、診断書には障害の要因となる診断名を書かなければいけないため、そこに発達障害と高次脳機能障害のどちらを書けばよいか、両者を併記すべきかなど、最後まで迷うほど判断に困るケースであった。

外傷体験については、患者さん本人も家族もその出来事によって大

きな不利や変化が起こったと感じていることが多いので、外傷以前になんらかの問題があったとしても過小評価されたり、時にはまったく問題ないと感じていたりしやすい。特に外傷から時間が経っていない際には、聞きとりにくいものである。筆者は「外傷後に何がしんどくなったのかを知ることが大切なので、外傷前の話を聞かせてほしい」とたずねるようにしている。

　また、交通事故の補償の問題などが加わると、患者さんや家族の話が、時に不安や怒りによって修飾されてしまい、客観的にどのような変化が生じているのかがわかりにくくなりやすい。話を聞きながら、それが主観的な部分なのか、客観的な部分なのかを絶えず吟味しながら聞く必要がある。

●引用文献
 1) 青木省三：精神科治療の進め方．日本評論社，2014

●参考文献
・青木省三，村上伸治（編）：大人の発達障害を診るということ―診断や対応に迷う症例から考える．医学書院，2015
・青木省三：精神科臨床ノート（こころの科学叢書）．日本評論社，2007

11

診断する

診断・評価するというプロセス

　第1〜10章に記したように、診察前の情報（待合室の様子や問診票など）から始まり、主訴・現症、現病歴、生活歴、発達歴などをたずね、客観的にも観察するなかで、さまざまな情報が得られる。いずれも重要なものであるが、多くの情報のなかから、診断や評価のために価値ある情報を取り上げ、それらをつないで考えることが求められる。いくつか例を出して考えてみよう。

外来受診の流れのなかで診断する

> **症例**
>
> 　3年間、家にひきこもっていて、家族に連れられて受診した20代の男性は、待合室で母親と並んで座って静かに待っていた。問診票には、「生きていることが苦痛」と記されていたが、ほかの欄

では「予定通りにできないとイライラする」とも記されていた。文字も整っており、強迫かこだわりのようなものがあるのではないかと推測した。診察室では深く帽子をかぶりマスクを着用しており、表情はほとんど見ることができなかった。対人緊張が強いのであろうと推測した。質問には、比較的スムーズに返事が返ってきて、「家族に悪いことが起こるのではないかと心配になる。自分の将来も不安。考えていると生きているのが苦しい…」などと話した。悲観的・否定的な考えが浮かびやすく、不安・抑うつだけでなく、強迫観念様の体験も認められた。

　以上のことを総合して、発達障害圏・強迫症圏の不安抑うつ状態の可能性を考えた。

症例

　職場の人に「何か病気があるのではないか、一度診てもらってきたらどうか」と勧められて受診した 50 代の男性。待合室でもそわそわして落ち着きがなかった。問診票の「今一番苦痛なこと、お困りなことはなんですか？（本日受診の目的）」という項目に、「苦痛はない。困っていること：作業が遅いこと」と記されていた。問診票の 1 つの文章による質問を、「苦痛なこと」と「お困りなこと」の 2 つに分けて返答しているのが印象的であった。決して間違いではないが、全体を把握するのが苦手で、細部に反応しやすいのではないかと感じた。正確ではあるが、字義通り受けとめてしまいやすい可能性も感じた。診察では「お困りのことは？」という質問には返事がなかったが、あるときから、スイッチが

> 入ったように話し始め、文章が切れ目なく続いていくのだが、筆者には文章と文章のつながりがわからず、結局、男性が何を伝えようとしているのかよくわからなかった。言葉で説明するのが苦手で、焦るとさらにまとまらなくなるようであった。
> 　筆者は、作業のスピードの遅さや、強迫やこだわりなどのために、仕事がたまり身動きがとれなくなっているのではないかと推測した。発達障害を基盤とした適応障害の可能性を考えた。

　この2症例はいずれも、待合室の様子、問診票の記載、診察室への入室から診察で得られた情報を1つひとつつなぎながら、診断について考えていったものである。経験を積むと、受診から入室後、比較的短時間のうちに、おおまかな診断はつくようになる。正確にいえば、いろいろな診断の可能性があり容易には診断がつかない状態である、ということも含めて判断ができるようになる。そして診察は、症状の話を聞きその苦しみに共感することや、今後の治療や支援について考えることのほうに、より力点が移っていくものである。

　村瀬は、点から線に、線から面にというように、一人の人の理解を深めていくことを指摘しているが、得られた情報をつないで考えていくことが大切なのである。

入院生活の広がりのなかで評価する

> **症例**
>
> 　とある40代の女性。20代で統合失調症を発症し、継続して治療を受けてきたという。最近になって幻覚妄想が強まり、「家から離れて休養を」ということで入院となった。診察場面では、筆者に椅子を勧め、礼儀正しく話をするのが印象的であった。しかし少し込み入った話になると的外れな返答が返ってきた。病棟では、「我、関せず」のマイペース。ところが、作業療法場面ではレクリエーションの卓球で相手が構える前にサーブを打ち始めたり、また社会生活技能訓練（SST）では一方的に自分のことを長く話し、それに対してほかの参加者が質問をすると、それにはまったく答えず無言であったりとスタッフを驚かせた。こうしたことから、場の雰囲気や空気が読めないということがわかった。病棟では四人部屋にいたが、そのなかで三人がとても仲がよく、よい雰囲気で楽しそうに話しており、しかもその女性が話をリードしているということで、それにも驚いた。作業療法の参加者の社会性・コミュニケーションのレベルをたずねると、作業療法スタッフは（時期によって変動があるのだが、その時点では）かなりレベルが高いと答えた。病室の三人グループのほかの二人は社会性・コミュニケーションのレベルが低く、自分から人と交わったり、言葉で話したりするのが苦手な人であった。
>
> 　そこで筆者らは、女性は社会性・コミュニケーションのレベルが高い集団では「社会性・コミュニケーションの障害」が際立つが、社会性・コミュニケーションのレベルが低い集団では「社会性やコミュニケーション能力を発揮する」ものと考えた。また、

> 統合失調症かどうかは判断がつかないが、基盤に発達障害の傾向
> をもつ可能性を考えた。

　診察したときの様子、作業療法場面の様子、病室での患者さんグループでの様子などから、女性の社会性とコミュニケーションのレベルについて評価した症例であった。社会性・コミュニケーションの障害というものは場面や状況によって際立ったり、目立たなくなったりするものであり、ある1つの場面や状況だけでは評価できず、複数の場面や状況での様子を総合したとき、初めてわかるものである。

診断基準で見えるもの・見えないもの

　国際疾病分類（ICD）や精神疾患の診断・統計マニュアル（DSM）は、臨床医が精神疾患を客観的に把握したり、基礎および臨床的研究の対象を均一に限定したり、多領域・多職種の人たちや多文化を生きる人たちと情報交換をしたり連携したりする際の共通語として非常に有用である。これらに基づく診断をつけることで、病気のイメージを共有でき、支援を考えることができる。また司法的な判断を求められるときや、精神障害者年金などの公的診断書にも共通語として必要である。だからこそ、ICDやDSMを理解し、その概念に当てはめて考えられるようになることは重要である。さらに診断に基づく治療ガイドラインや薬物アルゴリズムなども学んでおきたい。
　しかし、ここで忘れてはいけないのは、ICDやDSMによる診断が一人の患者さんをすべて理解したことにならないということである。精神科医は経験を積めば積むほど、明快な診断をすることが難しくな

るように感じている。なぜなら病気に当てはまらない部分がいろいろと見えてくるからである。気がついてみると、悩み苦しんで混乱している一人の人がよく見えてくる。一人の人をよく知れば知るほど、病気のことがよくわからなくなる。統合失調症でも双極性障害でも、その輪郭がぼやけ、皆が非定型・非典型のように見えてくる。たとえば、自分を攻撃してくる幻覚や妄想という症状の背景に、誰の援助もなく孤立し心細く生きている一人の人が見えてくるといったように。病気よりも人が見えてくるのである。

非定型・非典型な病像や経過から考える

　現実の臨床では、伝統的診断、そしてICDやDSMに当てはまらない、非定型・非典型な病像や経過が増えてきている。そのような例から考える必要があるのではないだろうか。

　定型・典型な病像は、どの診察医が診ても基本的にはほぼ同じ診断になる。たとえば重症・中等症の統合失調症やうつ病（内因性うつ病）、双極Ⅰ型障害などは、複数の精神科医が診てもその診断は変わらないことが多い。

　一方、非定型・非典型な病像［**表1**］は、教科書の記載やICD、DSMの診断基準に当てはまりにくく、診察医によって異なった診断名がつきやすい。それはしばしば軽症例である。特にうつ病や発達障害は軽症例が増加しており、そのため非定型・非典型な病像を診る機会が増えていると考えられる（これらの軽症例の増加には、①疾患概念の浸透・拡大、②事例化の増加、③精神科受診の敷居の低下、などの要因が関与しているのであろう）。

　たとえば、抑うつ状態も軽症になると診断が異なるものとなりやすい。「適応障害」「軽症うつ病」「病気ではない」など、診る精神科医によって診断が異なり、それだけでなく治療や対応も変わってくること

[表1] 非定型・非典型病像の例

- ■ 複数の病像、たとえば、解離症状、強迫症状、摂食障害などが、同時に認められる場合がある

- ■ 病像に古典的な枠組みでとらえられない矛盾したものがある
  - ・幻覚妄想状態なのに、スーパーマーケットで普通に買い物ができる
  - ・幻覚妄想状態なのに、派手な目立つ車に乗って街に出かけている
  - ・抑うつ状態なのに、赤い派手な下着を着ている
  - ・抑うつ状態なのに、1日のうちでも気分が激しく変化する
  - ・不安・焦燥状態なのに、定期的に友人とランチを楽しんでいる　など

- ■ 人や場面で病像が異なる
  - ・職場では暗い表情でぼーっとしている。家ではテレビを見て笑っている
  - ・病棟・病室では、無表情、寡黙。作業療法室では、笑顔で趣味について話す

- ■ 経過のなかで、急激な変化、病像の変遷
  - ・環境が変わった瞬間に治る、病像が変化する（外来時は深刻なうつ病で、入院した瞬間に元気になる、など）
  - ・経過のなかで病像が変わる（気分障害→統合失調症→強迫症など）

がある。発達障害についても、軽症の場合は発達特性も精神症状も非定型・非典型となり、精神科医によって診断が異なるといったことが生じやすい。そのような診断の不一致が、患者さんや家族の医師に対する不信や、前医と後医の間での不信を招くこともある。

すべての人は非定型・非典型である

　私たちが留意しなければならないのは、非定型・非典型な病像を、無理やり定型・典型な病像に当てはめて診断していこうとすることを避け、非定型・非典型な病像をそのままきちんと把握するという姿勢をもつことである。多職種や多文化の間で共有できる共通語としてのICDやDSMに病像を当てはめることは大切なことであるが、これらに基づく診断は患者さんの病像をいくらか無理に当てはめている可能

性があるということを認識しておくべきである。ICDやDSMに当てはまらない部分に気づき、非定型・非典型病像をできるだけていねいにとらえることが、一人の患者さんを理解するということである。人は一人ひとり異なり、すべての人は非定型・非典型であると考えるくらいがよい。

筆者の臨床的な実感からいえば、定型発達の患者さんの病像は教科書的、すなわち定型・典型な病像になりやすく、発達障害傾向やトラウマ体験などをもつ患者さんの病像は非定型・非典型になりやすいように感じている。また、身体疾患や脳疾患などの器質因があるときにも、しばしば非定型・非典型な病像になるのではないかと感じている。

症例

30代の女性。すでに15年あまり、複数の医療機関で治療を受けていたが、「自分の正確な病名を知りたい」という理由で紹介受診となった。一人での受診であった。以下の話は女性の述べた話と紹介状に記されていた経過を総合したものである。

高校生の頃から精神科を受診しており、これまで2回の入院歴がある。1回は「鼻歌を歌いながら」入院し、もう1回は「首をつって」入院したとのことであった。躁うつ様の波は1〜2週間の間隔で来ることが多いが、1日のなかでも感情が激しく変化する。また職場で周囲の人が自分の悪口を言っているような「被害妄想」が出て怖くなった時期もあったという。だがそのときでもスーパーマーケットには行き普通に買い物をしていた。このような多彩な症状と経過から、これまで双極性障害、統合失調症、パーソナリティ障害、発達障害などと診断されてきた。最先端の検査や心理検査などを組み合わせた診断確定プログラムも受けた

が、双極性障害でも統合失調症でもないと言われ、はっきりとした診断は告げられなかったという。現在の主治医にたずねても、「診断はよくわからない。一度、専門医に相談してみよう」ということでの受診であった。

　初診時、女性にこれまでの経過について話を聞いてみた。本人によると「幼稚園・小学校の頃は人生のピークでとても楽しかった。中学校の頃から人にうまく合わせることができず、みんなのなかに入れず次第に精神的に不安定になった。また高校の頃から自分から変な臭いが出ていると気になり、クラスのみんなが自分の臭いについて話しているような気がして、精神科に通院するようになった。高校を卒業し専門学校に進学したときに、躁状態となった。うつのときは苦しいが、家に閉じこもっているので人にあまり迷惑をかけることはない。人に会い刺激を受けると躁状態になる。でも、躁状態になると人に迷惑をかけるので、あまり刺激を受けないように今は家に閉じこもっている。躁うつの症状もあるが、これまでの診断のなかでは発達障害が一番合っているような気がする」とのことであった。

　筆者が「どのようなところが発達障害に当てはまると思うのですか？」とたずねると、「空気が読めない、人の気持ちが読めない、自分が入ったら空気が止まる、人の話に興味がなく自分の興味のあることを一方的に話す、頭のなかで整理ができない、2つのことを同時にするのが苦手、などがある」と答えた（インターネット上のチェック・リストで当てはまると感じた項目を挙げているようであった）。そして主治医のもとで行ったウェクスラー成人知能検査（WAIS）の結果を見せ、「検査結果のバラツキがあり、発達障害かもしれない」と言われたとも話した。これらの特徴と検査結果

> から自分には発達障害が一番当てはまると思ったという。作業所のスタッフやほかの利用者からは、日頃の女性は統合失調症や双極性障害のようには見えず、「あなたは本当に病気なのか？ 単なるわがままではないのか？」と言われ、困っているということであった。

仮説

　筆者は女性に「あなたの不安定な部分を診てパーソナリティ障害と診断されたのかもしれないが、不安定は一時期なので、パーソナリティ障害ではないと思う。得意・不得意やWAISにおけるバラツキなどから発達障害傾向はあるが、明確に診断できるほどではないグレーゾーンのように思う。統合失調症だとしたら、『被害妄想』のときでも平気な場面があったりして非定型。双極性障害だとしても、環境に反応しやすかったり1日のなかでも変化が激しかったりする非定型。つまりいずれも典型的ではない。だから医師によって診断が異なるのではないか。あえて言えば、非定型・非典型があなたの特徴なのだと思う。でもこれは、あなたが病気ではないということではない。あなたは、発達障害の特性をいくらかもち、周囲の人とうまく交わることができず、そのストレスなどで双極性障害様の波が出ているのではないだろうか。そのときの気分に振り回されやすいあなたは、周囲からはわがままのように見えるかもしれないが、決して性格がわがままなのではないと思う」と伝えた。

対応

　上記を伝えたうえで、「大切なことは、病気（診断）を確定することよりも、自分に入ってくる刺激を『適度』なものに保ち、生活リズム

を整え、少しでも安定した毎日を過ごすようにすることではないか」と女性に説明した。女性は「診断がわからないということが私の特徴なんですね。でも確かにちょっとした刺激に反応しやすいので、刺激を適度にすることが安定するには大切なように思う」と話して帰っていった。女性の目の前で、筆者が話したことと同じ内容の手紙を主治医にも記した。

> **ポイント**
>
> 女性の精神症状としては、双極性障害様の気分変動（1日のなかでも感情が激しく変化する）、妄想様の症状、発達障害の特性など、多彩な病像が認められるだけでなく、経過も含めて非定型・非典型なことも多かった。そのため、その時点で一番際立っている症状をもとに診断されやすく、結果として、異なった複数の診断を受けることになり、それが混乱の一因となっていた。1つの定型・典型な病像と経過でとらえられないものを、無理やり診断するのではなく、状態像診断（p.156）から出発することが大切になるのではないかと考える。筆者がしばしば出会う、発達障害のグレーゾーンの成人たちは、このように病像も経過も非定型・非典型な人たちが多いのである。

グレーゾーン診断の意義

成人の発達障害といわれるものは、多くは発達障害と定型発達の間の、診断的に白黒をつけにくいグレーゾーン群が多い。発達歴にも発達障害を示唆するものがいくらかはあるが、学童期まではそれなりに適応していた人が多く、発達特性は思春期の負荷に反応するように際立って現れてくる。幼児期から発達特性が際立たないという意味で軽症群が多いといえる。

それだけでなく、発達特性も人生のある時期は目立ち、ある時期は目立たなくなるというように、環境に反応し変化しやすい。周囲の環境の変化や出来事を契機に、発達障害的に（特性が際立ち）事例化しやすく、また環境が安定するとともに改善することが少なくない。そのため、グレーゾーン群の場合には時期によって診断が異なるということが起こりうる。

　診断的に発達障害であるかないかに無理やり線を引いて、診断がつけば支援を受けることができ、つかなければ支援を受けることができない、とするのは問題である。いずれの場合も、生きづらさや生活障害が強ければ支援は必要である。そう考えると、グレーゾーン群を無理やり分けるのではなく、グレーゾーンとしてそのままとらえていくことのほうが現実的ではないかと思う。

　実際、臨床においては、発達障害の診断に迷う例を広くグレーゾーン群ととらえたとき、断片的でまとまりのなかった生活史と精神症状を、一筋のつながりある流れとして理解することや、これまでの治療や支援に新たな視点をもつことに役立つことがある。

　治療者もまた、自身のなかの発達障害的な傾向を知っておくことが大切である。患者さんと治療者の違いは、発達障害的な傾向の程度の違いであると考えたとき、診断は治療者が「告知」するものから、「人はみんな、大なり小なり発達障害的な傾向をもっているけれど、あなたの場合はそれが少し強いようですね」と伝えるものへと変化し、患者さんにも受け入れられやすい。

診断を保留することもある

　診断については、初診時に診断がつくこともあるが、複数の疾患の可能性があり、判断に迷うケースもある。実際には、何回か診察を重

ね、経過も加えて考えないとわからないことが多い。特に病像や経過が非定型・非典型な場合、筆者は患者さんや家族に対し「1回の診察では、なかなか診断はつけられないものです。何回か経過を見させてください。そうするとこういう診断ではないかとはっきりしてくることが多いのです。でも、それでもわからない場合もあります」などと率直に伝える。このように診断の難しいケースでは、「診断は経過を見ないとわからない」と伝えることで、逆に患者さんや家族が安心し、治療や支援を受けようという気になる場合もある。

　いずれにしても、初診時に診断を伝える場合は、診察医がある程度自信をもって診断をつけられる場合であり、さらには診断を伝えることが患者さんや家族のプラスになると考えられる場合である。

状態像診断からスタートする

　筆者は、診断を求められたとき、まずは状態像診断を伝えるようにしている。つまり「抑うつ状態」「幻覚妄想状態」「不安抑うつ状態」などである。疾患名での診断よりも、状態像診断のほうが、患者さんも家族も納得ができ現実的なことが多い。

　患者さんや家族から「病名はなんですか？」とたずねられた場合は、「申し訳ないですが、今はわかりません。このように人が怖くなってくる場合は、統合失調症や気分障害、ストレスに反応したもの、身体の病気がベースにあるものなど、いろいろとあって、経過を慎重に見なければわからないのです。ただ、これから始める治療や支援はまずはこの状態を改善させていくものなので、どの病気であっても治療が大きく変わるものではなく、基本は一緒です。休養をとるような態勢を整え、疲れをとることです。その際には、安全で安心な環境で休めるようにするだけでなく、一時期、頭を休める薬の助けを借りること

も役に立ちます」などと説明する。実際に経過を見なければわからないことが多いし、このような説明で患者さんや家族は十分なことが多い。ただ統合失調症と反応性の統合失調症様の状態では治療や支援でいくらかアプローチが異なるように筆者は考えている。これについては後述する（p.183）。

　しばらくして診断名を伝える場合でも、「ICDやDSMでは○○という診断のなかに入ると思います。でも○○のなかにはいろいろな場合があって、治療をしながら経過を見ないとわからないことが多いのです」などと経過とともに診断名が変わる可能性を伝えることもある。

了解可能と了解不能――内的体験を理解する

　ヤスパースは、神経症（不安症やヒステリーなど）は、症状が出現するところまでこころの動きをたどることができる、という意味で「了解可能」と考えた。それに対して、統合失調症はこころの動きを追っていても、どこかこころの動きと症状との間に了解できない断絶、つまり「了解不能」の部分があり、それが神経症と統合失調症の違いであるとした。その結果として、神経症の場合は内的体験を理解しようとすること（了解心理学）が、統合失調症の場合は内的体験の理解は困難なので、症状を客観的に観察すること（記述精神病理学）が大切と考えられるようになった。しかし、筆者はこの考え方の影響が強かった1970年代後半に精神科医になり、診察中のある時点まで神経症と考えていた人が、経過のなかで統合失調症の症状を呈し始めたときに、自分自身の姿勢が理解（了解）から、観察へと変わっていくことに気づき、これにより内的体験に目が向かなくなってしまうことは患者さんにとって治療的ではないと感じ、反省した。

　2000年代になって、同様のことが発達障害でも起こっていること

第11章　診断する　　157

に気づいた。神経症的不登校などの情緒障害を診る際には内的体験を理解しようとするが、発達障害（自閉スペクトラム症やADHDなど）という診断名がついた途端に、客観的な発達特性を見つけていく「観察」になるのである。子どもや若者がどのような気持ちで何を考えて生きているかということに目が向かなくなり、自閉スペクトラム症であれば社会性やコミュニケーション、想像力などの障害特徴に、ADHDであれば不注意、多動、衝動性などの行動特徴に、かかわる人の目がシフトしてしまう。つまり子どもや若者たちにかかわる大人の目が、彼らのこころの内を見ようとするものから、客観的に行動を観察し、障害特徴に当てはまるものを探すようになってしまうのである〔これを外から観察しようとする眼差しという意味で、「外から目線」と筆者は呼んだ[1]〕。統合失調症や発達障害において、客観的な観察が大切であることはいうまでもないのだが、同時に内的な体験を理解しようとする姿勢も非常に大切なものである。その姿勢がなくなることは、患者さんにとって、治療者や支援者の目が自身の内面に注がれなくなることであり、治療者や支援者の側からの関係遮断になる。コミュニケーションの障害の要因は、患者さんの側にもあるのかもしれないが、治療者の側にも存在するのである。内的な体験を理解しようとする姿勢が、患者さんとの交流の契機になる。

反応性と考えてみる

　統合失調症でも発達障害でも器質性精神障害でも、どれだけ自覚されているかは別として、患者さんのなかに気持ちや考え、意思、願いが動いており、こころのなかの動きと精神症状はなんらかの形で影響し合っている。それと同時に、環境の負荷と精神症状も影響し合っている。そういう意味で、こころの動きや環境の変化に反応している部

分が大なり小なりあるのではないか、すなわち「反応性の部分」があるのではないかと考えることが大切である。反応性に注目すると、精神症状の理解がより細やかになり、治療や支援のヒントが見つかることが多い。

　筆者は、発達障害やトラウマ体験をもつ人に環境的なストレスが加わり、反応性に統合失調症様症状やうつ状態・双極性障害様症状、不安症、強迫症、摂食障害などを呈するのを見ているうちに、逆に従来の成人の精神疾患を反応性の視点から見直すことが増えてきた。そしてそのような姿勢で診ていると、統合失調症やうつ病・双極性障害などの既存の精神疾患のなかに、反応性の部分がたくさんあることに気づくようになった。そして患者さんの内的な悩み苦しみに気づき対応するだけでなく、環境調整や生活支援などをていねいに行うことで反応性の部分が和らぎ、それが精神疾患そのものの改善に役立つことを実感するようになった。筆者の体験からいえば、発達障害に注目することが、内的体験に注目することに、さらには発達障害だけでなく統合失調症などの反応性の部分に注目することにつながったのである。臨床家は、たとえ患者さんが器質性精神疾患であったとしても、反応性の部分を診ていく、すなわち今ある器質因による認知機能の低下や環境因的な負荷のなかで、なんとかしたいともがいている本人を診ていくことが大切なのではないかと思う。

●引用文献
 1) 青木省三：ぼくらの中の発達障害（ちくまプリマー新書）．筑摩書房，2012

●参考文献
・青木省三，村上伸治（編）：大人の発達障害を診るということ―診断や対応に迷う症例から考える．医学書院，2015
・村瀬嘉代子：統合的心理療法の考え方―心理療法の基礎となるもの．金剛出版，2003

12

病気の経過（形）を知る

病気はどこへ向かっているか

　精神症状はいつ現れ、どのような経過をたどっているのかということを知ることも大切である。統合失調症であれば、急性期なのか回復期なのか慢性期なのか、双極性障害であれば、うつ病相と躁病相の程度と期間、病相の間隔はどうかなどを把握する。特に病気が全体として、回復に向かっているのか、増悪に向かっているのか、それとも同じ状態が続いているのかなど、「病気の向き」をとらえるように努める。

　病気が回復に向かっているのであれば、治療や支援は自然に回復する過程を診る、というものとなる。その際は、その患者さんなりの回復のスピードを尊重し、経過を見ながら回復が滞っていないかなどをチェックする。積極的な精神療法や増薬・変薬はせず、治療や支援は必要最低限を心がける。逆に病気が増悪に向かっている場合は、当然ながら治療や支援が必要になる。増悪を少しでも緩めるために必要なのは精神療法か薬物療法か環境調整か、あるいはそのすべてかなどの判断が求められる。同じ状態が続いている場合は、何か回復を停滞させている要因はないか、このまま待つほうがよいのかなどの判断が必

要となる。

「11. 診断する」（p.144）で述べた通り、診断や治療は、人生の大きな流れと病気の経過を理解したうえでなされるべきである。現在の精神症状を、人生の大きな流れと病気の経過のなかに位置づけることが重要である。現在の瞬間最大風速的な精神症状のみで、患者さんを理解することは慎まなければならない。

統合失調症の発病過程と回復過程

中井久夫による統合失調症の発病過程・回復過程の緻密な観察［図12］は、1970年代にきわめてていねいな臨床実践を通してなされたものであり、わが国の誇る研究である。中井は、精神科医の役割を「急性期から回復に導くガイド・道案内役」とした。「これからどうなるのか」という強い不安を抱く患者さんの一歩先を予測し、安全・安心を保証するというこの役割はとても大切である。

中井は発病と回復の、きわめて詳細な「地図」を記したが、以下は筆者なりにかなり簡略化したものである。是非、原典を読んでいただき、自分なりの「地図」を作っていただきたい。

無理の時期・焦りの時期

患者さんは何かを契機に無理をして勉強や仕事などを頑張り始めるが、やがて疲労が蓄積し身体がついていかなくなり、勉強や仕事が手につかなくなって、焦りが強まる。

治療や支援のアプローチとして、前駆期・早期に対する働きかけや発病予防は全世界的な動きである。筆者は、早期予防モデルは、医療を中心としたものよりも、若者の孤立を防ぐような、教育・福祉などを中心とした総合的なサービスとすべきではないかと考えている。

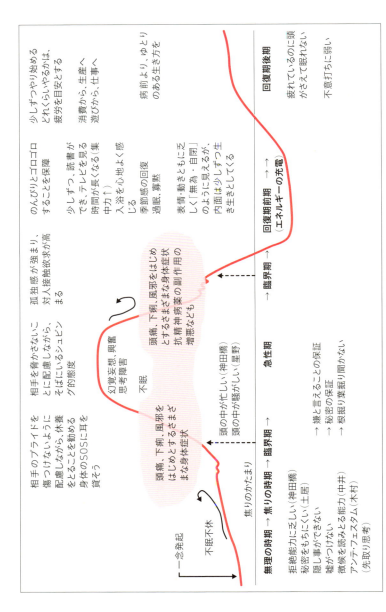

[図12] 統合失調症の発病・回復過程（中井久夫の「発病過程論」「寛解過程論」を改変）

発病時臨界期

　この時期に、頭痛、下痢、風邪などの身体症状を呈することが多く、それは統合失調症の顕在発症へのブレーキや警告信号とも考えられるものである。このブレーキや警告信号に従って、過度な勉強や仕事をやめると発症を防ぐことができるが、無視をして無理を続けていくと、次の統合失調症の顕在発症に至る。

急性期

　この時期は、周囲の話し声や物音などに非常に敏感となる過覚醒状態であり、極度の不眠となる。さまざまな考えが頭に浮かび苦しく、幻覚妄想や混乱・興奮などの陽性症状が認められる。

　中井は、①安心と安全の保証、②信頼できる人物が余裕をもってそばにいてくれること、③訴えを聴くこと（患者さんが「訴える」ことに絶望しない）、④会話の内容よりも苦悩に焦点を当てること、⑤患者さんの沈黙や「嫌人権」の尊重などの大切さを指摘し、最も耐え難いのは「孤独」であると指摘している。

　急性期は周囲の人とのつながりや接点を失いやすいときである。周囲の人から差しのべられる言葉や支援は、しばしば恐怖を生じさせ、強い拒否や混乱や興奮を招きやすいが、穏やかに粘り強くつながりや接点を築いていくことが求められる。それこそが治療である。

　言葉より、そばにそっといることが大切となる。同時に、患者さんに伝わる言葉を探していくこと〔「頭の中が忙しい」（神田橋）「頭の中が騒がしい」（星野）など〕も求められる。

> **エピソード**
>
> 急性期、臨界期だけでなく、すべての時期に、ていねいな身体診察を行うことは安心感を与える作用があり、治療的である。身体診察の拒否は、精神科的な診察の拒否と比べてはるかに少ない。看護スタッフによる血圧測定や身体処置などへの態度を見ていると、強い拒絶が少しずつ和らいでいくのがわかることがある。

回復時臨界期

薬の副作用が急に出たり、頭痛、下痢、風邪などの身体症状が出やすい時期である。これらは臨界期の特徴であり、回復の兆しであることが多い。「一時の間」であることを知っておくことや、「身体の声」に従うことが大切となる(中井)。

明らかに臨界期の身体症状とわかる場合もあるが、筆者にはわからない場合も少なくなく、常に注意を払っておく必要がある。

回復期前期

周囲から見れば、身体の動きも乏しく、ぼんやりとして意欲や気力が出ないように見える。眠り過ぎるくらい眠り(過眠)、時には食べ過ぎることもある(過食)。この時期に子どもがえりして、甘えたがる人もいる。一見、「無為自閉」と呼ばれるような陰性症状のようにも見えるが、急性期に精神のエネルギーを使い果たした消耗期であり、エネルギーをためていく充電期と考えることができる。

患者さんは「繭に包まれた感じ」という疎隔感、離人感に近い感覚を経験しており、同時に非常に孤独を味わう時期でもある。「孤独にひとりこの時期を通過させない」ことが何よりも重要である(中井)。

回復期前期にみられるスタッフなどへの甘え・接近は、その人が変

わる（人への過敏さや恐怖が和らぐ）チャンスでもある。重症の摂食障害からの回復の際にも、同様の甘え・接近が認められることがある。

回復期後期

　回復期は急性期の数倍の時間がかかる、ゆるやかな、年単位のものである。ただ、それは単調な回復ではなく、よくなったり悪くなったり、揺り戻しを繰り返しながら進んでいく。表情も次第に明るくなり、笑顔も増えてくる。夢の内容が明るくなり、人の話や新聞・テレビの内容が頭に入るようになる。回復期前期にあった「繭に包まれた感じ」が消えると、霧が晴れたように世界がくっきり見えるようになり、季節感などが回復してくる。意欲や集中力なども少しずつ回復してくるが、まだまだ十分にエネルギーがたまっているのではなく、復学や職場復帰などへの焦りが生じやすいので注意が必要である。何をする場合でも、疲れ具合を指標に、少しずつ行うことを増やしていく。まずは好きなことや遊ぶことができるようになり、その後に働くことや勉強することができるようになるのである（中井）。

　かつては回復期後期から少しずつ活動を促していたが、促す時期は次第に早まってきており、回復時臨界期を越え、回復期前期に入った早期から、活動の促しを始めることも増えてきている。

　このような回復過程は今でも生きた精緻なガイド・道案内であるが、時代の移り変わりのなかで経過が少しずつ変化している可能性がある。

　統合失調症の軽症化は多くの精神科医が印象として語っているが、社会の価値観の大きな変容が激しい急性期症状の程度に影響している可能性もあるし、定型抗精神病薬から非定型抗精神病薬への移行、精神科医療のソフト面の変化（スタッフの増加、きめ細かな対応など）、ハード面の変化（保護室環境の改善、大部屋の減少と個室の増加など）、地域移行支援

や包括型地域生活支援（ACT）をはじめとする地域医療の発展などが、病像と経過を変化させている可能性がある。あくまでも筆者の私見であるが、結果として、現在では中井の経過の図［**図12**］における急性期の高みはやや下がり、回復過程の深みがいくらか浅くなっている可能性がある。

　患者さんのそばにそっと寄り添っているという「シュビング法」について、中井は「毎日会うのは、治療者の余裕ある心身を患者のそばに存在させることで、安心を生むようにする場合となる。（中略）患者のそばに「存在」することは、人間が無害な存在であることを身をもって味わってもらう基本的方法である」（『看護のための精神医学　第2版』p.58、2004）と述べている[1]。そばにいることによって、幻覚や妄想という周囲の人のすべてが敵になったような状態から、人に対する安心を回復させることができる。逆にいえば、人の存在なしに統合失調症から回復するということはきわめて難しい。患者さんは、人に出会うことによって、人への安心を回復させていくのである。

　また、急性期の患者さんへのアプローチとして、オープン・ダイアローグは、急性期の圧倒的な恐怖と孤独に対して、「人間が無害な存在であること」（中井）を伝え、共同性のなかにつなぎとめる大切な対応と考えられるかもしれない。

うつ病の発病過程と回復過程　[図13]

発病過程
　慣れ親しんだ環境から新しい環境に変わり、緊張する時期や無理をする時期が続き、疲労をため、一息ついたときに、うつ病を発症することが多い。たとえば、春から転勤や配置転換で新しい職場に行き、

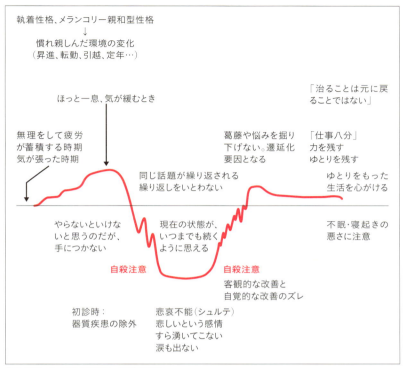

[図13] うつ病の発病・回復過程

　仕事でも人間関係でも頑張ろうと無理をするが、5月のゴールデンウィークで「ほっと一息」休んだ後に、抑うつ状態に陥る、といった具合である。あるいは、近親者の世話や介護を頑張って無理をする時期が続いた後、不運にも近親者が亡くなり、お葬式や初七日、四十九日も終え、「ほっと一息」ついたときに、抑うつ状態に陥るといった場合もある。うつ病ではないが、学生には新入学後の、「五月病（ごがつびょう）」というものもある。
　無理をしなければいけない時期に、いかに休養をとり、疲労の蓄積

第12章　病気の経過（形）を知る　　167

を軽減するかが課題となる。疲労が蓄積する時期には、統合失調症の臨界期のように、身体症状などのサインが出ることが多く、そこでブレーキをかけることが重要となる。小さなミスや事故を警告信号ととらえ、休養を促すこともある。

発症期

　昔から指摘されているように、発症期と回復期は、抑うつ状態が数日単位で変動しやすく、よくなったかと思うとまた悪くなる、という変化が絶望感をもたらし、自殺念慮や自殺企図を引き起こすことがあるので要注意である。

極期

　感情は、悲しいという気持ちすら湧いてこないという「悲哀不能」（シュルテ）の状態となり、意欲や思考も抑制が強まり昏迷に近い状態となる。この時期の患者さんには、しばしば治療者や周囲の人の言葉が伝わらなくなる。患者さんに「病気はよくなるものである」と時間をかけて説明し納得したように見えても、翌日には「病気ではない」「自分が悪い」とか「病気はよくならない」と元に戻っている。この時期に患者さんは同じ考えを繰り返し話すが、治療者も同様に粘り強く「よくなる」などの言葉を繰り返し伝える。この繰り返しに耐えることが治療者に求められる。

回復期

　回復期には数日単位の変動があるだけではない。抑うつ状態の変動を、患者さんが大局的にとらえることはできないので、治療者が「揺れ動きながらよくなっていくので、悪い日があっても悲観しないように」などと、見通しを伝え助言する。気分、思考、意欲が一様に回復するということは少なく、それぞれの回復のスピードには差が生じや

すい。表情・雰囲気と、行動の間に差がないか、いつもチェックが必要である（p.73参照）。繰り返しになるが、「暗い表情で動き出す」のは要注意である。

発達障害の反応性精神症状の増悪と回復

　発達障害をもつ患者さんの場合、負荷がかかったときや危機的な状況に直面したときに発達障害の特性が急速に増幅し、精神症状も発現することがある［図14］。そして、その負荷がとれたり危機が過ぎたりした途端に、発達障害の特性や精神症状が急速に改善、時には消えてしまうこともある。なかには「一過性の発達障害」（福田）としか、表現できない状態もある。

　また、抑うつ状態でも、徐々に回復するという過程をたどらず、「しんどいです」という悪い状態から、「ふっと楽になりました」と一気に回復するという経過をたどる場合もある。入院治療でいえば、入院した瞬間に改善している場合や、しばらく「まったくよくならない」という時期を経て（客観的には表情や雰囲気が徐々に改善しているように見えるが、本人は否定することが多い）、一気によくなる。従来の抑うつ状態が環境の変化と発症の間にタイムラグがあるのに対して、発達障害の抑うつ状態にはそのタイムラグがないことが多い。変化と同時に抑うつが始まり、環境がよい方向に変化する（改善する）とともに抑うつ状態が消失するといったケースもある。逆に環境での負荷が続いている場合には、抑うつ状態が長期間、変化せず遷延する場合もある。つまり、経過が非定型・非典型なのである。

　統合失調症様の症状でも、負荷がとれたり環境が変わったりすると、すぐに症状が消退することがある。もちろん、定型的なうつ病や統合失調症の経過と同様の経過をたどることもあるが、経過がなめら

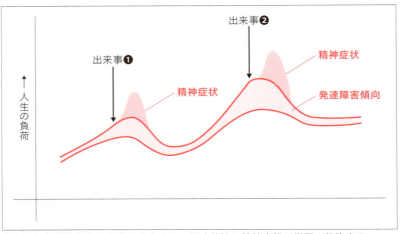

[図14] 負荷や危機に反応するように、発達特性と精神症状は増悪・軽快する

かでなく、ぎこちないケースが多い。臨床的には、ここで述べたような予想外の経過をたどる場合に、発達障害もその一因として考慮するとよいだろう。

●引用文献
1) 中井久夫, 山口直彦：看護のための精神医学 第2版. 医学書院, 2004

●参考文献
・中井久夫：精神分裂病状態からの寛解過程. 宮本忠雄（編）：分裂病の精神病理2. pp157-217, 東京大学出版会, 1974
・中井久夫：分裂病の発病過程とその転導. 木村 敏（編）：分裂病の精神病理3. pp1-60, 東京大学出版会, 1974
・中井久夫：新版 精神科治療の覚書. 日本評論社, 2014
・中井久夫（監修・解説）：統合失調症をたどる（中井久夫と考える患者シリーズ1）. ラグーナ出版, 2015
・中井久夫（監修・解説）：統合失調症をほどく（中井久夫と考える患者シリーズ2）. ラグーナ出版, 2016
・星野 弘：分裂病を耕す. 星和書店, 1996

- 土居健郎：分裂病と秘密．土居健郎（編）：分裂病の精神病理 1．pp1-18，東京大学出版会，1972
- 斎藤 環：オープンダイアローグとは何か．医学書院，2015
- ヴァルター・シュルテ（著），飯田 真・中井久夫（訳）：精神療法研究．岩崎学術出版社，1995
- 福田正人（編著）：改訂新版 精神科の専門家をめざす．星和書店，2012

13

発達を視野に入れる

なぜ発達を視野に入れる必要があるのか？

　発達特性と発達過程を視野に入れるということは、その人がもって生まれてきたもののうえに、養育・生活環境の影響、さらにはその人自身の考え方や生き方の影響を考え、それらが相互に影響し合った結果として、精神症状を考えようとするものである。

　現代の精神科臨床においては、精神症状の基盤に発達特性やトラウマ反応、そして発達歴や生活史を考えることが不可欠になっている。だがそれは、発達障害やトラウマ反応を積極的に診断しようということではない。広い意味での発達特性やトラウマ反応に気づくことが、病像や経過の非定型性、非典型性を理解し、治療や支援をするのに有用だからである（p.149 参照）。

発達障害を考えるときの前提

　発達障害を考える際には、幼児期までにその特徴が周囲の人に気づかれやすいカナー型の自閉症のような典型群と、特に思春期以降に気

づかれる軽症群・境界群に分けて考えることが臨床的には有用である（両者は連続したものであり、当然、明確には分けられない）。青年期・成人期の臨床において、特に考慮しなければならないのは、後者である。

　この軽症群・境界群については、かつて英国のウィング（1981年）が、自閉症という診断には当てはまらないものの、いわゆる「三つ組の障害」（社会性の障害、コミュニケーションの障害、想像力の障害）という同様の特徴をもつ人たちがいて、その人たちが社会のなかで生きづらくなっているということを指摘した[1]。ウィングは、それがアスペルガーの臨床記述（1944年）を再び取り上げた理由であると述べた。軽症群・境界群は幼児期より特性が際立たないという意味では、その特性は程度が薄い（軽い）といえるのかもしれないが、本人の苦しみ、生きづらさは決して薄い（軽い）ものではない。このことに気づいておくことが大切である。ただ、精神科医は日常生活のさまざまな出来事に反応を起こした適応障害群を診ているのであり、適応障害を起こさず社会のなかに、その人なりに自分の特性を活かして生きている人たちもたくさんいることを忘れてはならない〔本田秀夫のいう非障害自閉症スペクトラム（ASWD）[2]〕。なかには生涯、障害として変調や破綻をきたさない人もいる。私たちの支援の目標は、「障害」として破綻をきたした人たちが、「非障害」の人として世の中に生きるようになること、といってもよいかもしれない[3]。

　また、トラウマを受けた子どもは、生きる基盤となる、人への基本的信頼や愛着が形成されにくいので、幼児期・学童期に、反応性愛着障害、ADHDなどを呈しやすい。それだけでなく、虐待を受けた子どもたちが発達障害様の症状を呈することや、発達障害の子どもたちが虐待の対象になりやすく、発達障害とトラウマが複雑に影響し合うケースもある[4]。

　このように発達障害をもつ子どもやトラウマを受けた子どもには、定型発達の子どもと比べて、人への基本的信頼や愛着の形成にていね

いなかかわりが必要であり、また時間もかかることを念頭においておきたい。

成人の発達障害の診断

診断が確定しにくい
　発達障害の診断には、現在の状態だけでなく、発達歴、生活史、心理検査などが求められる。それは成人の場合も同様であるが、成人の場合、養育者に話を聞こうにも高齢となっていて記憶が定かでなかったり、時には亡くなっている場合もあり、発達歴についての情報が十分に得られないことが少なくない。よって実際には診断に迷う「グレーゾーン」が多い。

そもそも診断すべきなのか
　診断はなんのためにするのか。診断は「これまでの生活のしづらさは自分が悪いためではなかった」など、本人が生きやすくなるための"気づき"を与えるためであり、それができなければ意味がない。診断はあくまで本人を応援するためのものでありたい。そのように考えると、診断を行うかどうかは、それが本人の生きづらさを軽減するかどうかによる。そして、発達障害あり・なしと二分するのではなく、「グレーゾーン」として支援していくことも考える。実際に診断をする場合は、診断名を伝えるだけではなく、本人の特性のもつプラス面とマイナス面を説明し、同時にプラス面を活かしマイナス面をカバーするという生き方を伝えることが大切になる。

どんなときに気づくのか
　発達障害の特性は、初診のときに際立ちやすい。診察を重ねている

と、その人の診察室での不安・緊張は和らぎ、特性は目立たなくなる。診察医の質問や対応が不意を突くものでなくなり、診察のパターンが確立すると目立たなくなるのである。よって、初診時の様子をこころに留めておくようにする。

また、長期間通院している患者さんの場合、第3章のエピソード（p.28）で紹介したように、代診医が診ることにより発達障害の特性に初めて気づく場合がある。言われてみれば「なるほど」と気づくのではあるが、長く診ていると、わかりにくくなるものである。代診は、診断や治療方針の見直しのためにも意義深いものであり、大切なことは、代診医の印象から主治医が再び考えることである。

社会性やコミュニケーションの障害

社会性やコミュニケーションの障害は人によって異なった形で現れる。集団のなかに入るのが難しい、人と会うとき緊張しやすい、人の話を聞きとれない、状況がうまく理解できない、周囲からの情報が頭に入ってこない、うまく説明ができないなど、さまざまである。だが、いずれも当の本人には非常に苦しいもので、その人を生きづらくさせやすいものであることは間違いない。

しかし、特性は、障害であると同時に個性でもある。特性がプラスに働けばその人の人生を生きやすいものにすることができる。たとえば、複数の人で行う仕事は苦手だが一人仕事、マイペースな仕事で力を発揮する人もいるし、寡黙で話をしないが嘘や裏のない人として信頼される人もいる。

> ### 症例｜適応障害の30代女性
>
> 　小規模の工場に勤めていたが、些細な出来事をきっかけに、混乱して言動がまとまらなくなり受診となった。話は途切れず、次々と続いていくのだが、話が断片的で何に困っているのか、何を伝えたいのかよくわからない。不安なのか、抑うつ的なのか、被害的なのか、と考えてもよくわからない。でも女性は、興奮して一生懸命話している。
>
> 　こちらから質問したほうがよいのではないかと考え、「お困りのことは、○○ということですか？」などとたずねてみたが、それには返事が返ってこない。「『困っているのだけど、うまく伝えられない』ということに困っているのではないですか？」とたずねると、初めてうなずいた。

仮説と対応①

　女性は工場で「雑用」係をしていたが、職場が忙しくなり、仕事のスピードアップを求められ、あれこれと同時にいくつかのことを依頼されることが増えて対応できなくなり、混乱するようになったらしい。そこで、女性のやる仕事を決めてもらい、女性のペースで1つひとつ仕事をこなしていくようにしてもらったら、混乱は静まっていった（p.195のエピソードも参照）。

> ### 症例（つづき）
>
> 　女性の症状が少し落ち着いてきたとき、家族が「あの子は、嘘ばかり言うので困るんです」と相談してきた。詳しく聞くと、女

性は「あの人が○○と言った」などと言うのだが、確かめてもそのようなことはなく、「あの人はそんなことは言ってないよ」と注意すると、女性が怒り出すらしい。「あの子は嘘つきで、わがままだ」と家族は言う。

仮説②

　女性が嘘を言っている様子はないのだが、診察室でも女性との会話が噛み合わないことがしばしばあったので、「僕が早口で話したら、聞きとりにくいことはないですか？」とたずねてみた。すると「よく聞こえないことがあります」という返事が返ってきた。職場は騒々しいので、もっと話が聞きとりにくいらしく、どうやら聞きとれた断片的な内容だけから推測しているようであった。その推測が誤ったものになり、「あの人が○○と言った」という言動になってしまっていたのである。特に相手に被害的な感情があると、推測は悪いほうに発展するようであった。それだけでなく、話の全体を把握することが苦手で、話の一部分に注目し、そこだけを切りとるように認識し、内容を誤解しているところもあった。

対応②

　家族に対して、女性は嘘つきなのではなく、話が十分に聞きとれず誤解しやすく、それが「あの人が○○と言った」という言動につながりやすいことを説明した。そして、女性に話しかけるときはできるだけゆっくり・はっきりと、落ち着いた口調で話すことをお願いした。また話の大筋が見えなくなりやすいので、ポイントをわかりやすく簡潔に伝えることもお願いした。

> **ポイント**
>
> 　女性は、人の言葉を聞きとることも、話のポイントをとらえることも、自分の考えを伝えることも苦手で、人との会話が、ボタンの掛け違い的なコミュニケーションになりやすい。そのことで、「わがままで嘘つき」などと誤解されることにもつながりやすく、注意が必要である。こうした誤解を解くことも主治医の大切な仕事の1つである。

こだわり

　こだわりは、日常生活がパターン化したり、不測の事態があるとパニックになったりするという形で現れてくることがある。心配事にこだわると不安症、身体の不調にこだわると心気症になったり、強迫症や摂食障害として現れてくることもある。一方で、そのこだわりが仕事に向かうと職人仕事や名人芸になったり、趣味に向かうと玄人はだしになったりもする。

> **症例1　40代後半の男性：身体表現性障害**
>
> 　男性は「目の見え方がおかしい」という主訴で受診した。幼小児期に特に変わったことはなかったという。高校2年で中退。その後は期間限定のアルバイトを十数回、就いては辞めてを繰り返しており、1つの仕事の継続期間は長くても2年程度であったという。
>
> 　半年前くらいに仕事が少し落ち着いてきた頃より耳が痛くなり、同時に目の見え方がおかしくなった。眼科を受診し、「特に異常はない。メガネの度が合っていないのでは？」と言われメガネ

を替えたが、やはり見え方はおかしく、違和感があるのは変わらなかった。6〜7か所の眼科を受診したが特に異常はなかった。「光に対して敏感であり、影はより暗く感じる、色合いがハッキリしない」などと目の異常を微妙な表現で話し、「それがいつも気になって仕事が手につかず、何軒も眼科に行った」とのことであった。しかし、目は悪くなる一方で車の運転も怖くなり、遠方までの運転ができなくなって先月より仕事を休んでいた。

　社会性や対人関係などについてたずねてみたところ、長くても2年で仕事を辞めてしまうことについて、「仕事が楽しくてしばらくはやっているのですが、ふと、もっとほかの仕事のほうがいいんじゃないか、と思うようになり、気持ちが離れる」と話した。

　男性は、「こだわって集中する」時期がしばらく続くと、ふっと興味を失い「飽きる」、そういったことを繰り返し、それが十数回仕事を変えるということにつながっているようであった。また人間関係については「親しくなり、いろいろと話が深まると、何を話していいのかわからなくなり、困ってしまう」らしく、「挨拶と少し話をするくらいがちょうどいい」と答えた。

　また、男性は「自由にやれるのが好き」「動くのが好き」で、事務所の机にじっと座っての事務処理やパソコン入力などの作業は苦手であった。車で外に出て行き、得意先を何軒か回っていくという、外回りの営業をしているときが一番生き生きとしていた。本人の自覚はなかったが、事務所にじっとしているとしんどくなるようであった。

> **仮説**
>
> 　診察時、目の見え方がおかしいということを、微妙な表現で詳しく

話すのが印象的であった。見え方に過剰に注意が集中し微妙な差異や変化を感じとるようになっていたことや、短期間のうちに6〜7か所の眼科に受診していることは、発達障害圏のこだわりが視覚、特に見え方に向かったものと理解できた。症状の持続や増悪は森田療法でいう「注意の集中」と「感覚の鋭敏さ」の間の悪循環（「精神交互作用」）としても理解できるように思われた。

これらの特徴に加え、「じっとしているよりも、動いて何かしているほうが好き」「好きなことには熱中できる。しかし、しばらくすると急に興味がなくなる」「対人関係は浅く広くで、関係が深まるのが苦手」ということを総合して考えると、男性はADHD傾向と自閉スペクトラム症傾向を併せ持っており、それにより見え方への固執と頻回の転職の理由が理解できるように思われた。

対応

男性には精神交互作用の図を描いて、悪循環から抜け出すには、注意を目の見え方から違うものに向ける必要があると説明した。精神交互作用の説明は男性には納得がいったようであった。また、これまでの頻回の転職を考えると、男性は座ってする事務仕事よりも、荷物の集配など外に出て動いていく仕事のほうが合っているのではないかと助言した。ただ、何かを販売するような仕事ではなく、人との接触は少なめのほうがよいと思うと付け加えた。男性はその後、数か月から半年という緩やかな間隔で受診しているが、まずは自分に合った仕事を探すという助言を受け入れ働き出し、見え方の異常はほとんど訴えなくなった。

ポイント

仕事でも趣味でも、1つのことに興味をもち、こだわって熱中するが、一定の期間が過ぎるとほかのものに興味が移ってしまうような、

自閉スペクトラム症傾向とADHD傾向を併せ持つ人はまれではない。昔からいう「熱しやすく、冷めやすい」タイプである。同時に男性は、「動いて働くのが好き」というADHD傾向と、「対人関係が深まるのは苦手」という自閉スペクトラム症傾向ももち、それらが頻回の転職の原因にもなっていた。そこで、「動くこと」と「深い対人関係を求めないこと」という、自閉スペクトラム症傾向とADHD傾向を活かせるような職場を勧めたのである。

ADHDについても考える

　成人のADHDについては、適応となっている薬物もあり、啓蒙活動もなされている。外来に「ADHDではないでしょうか」と言って訪れる人は必ずしもADHDではなく、その他の疾患であったり、そもそも病気や障害でなかったりする。筆者は、これまで適応的に生きてきたADHDの人が、人生の後半に環境の変化や負荷によって破綻をきたすといったケースを経験することが多い。加齢とともに不注意が顕著となり、物忘れ外来などを受診する人もいる。

症例

　60代後半の女性。ケア・マネジャーに付き添われて受診した。アパートで一人暮らしをしていたが、あるとき、「隣人から攻撃を受ける！」などと興奮して話し、暴言を吐いたり物を投げつけたりしたためトラブルとなり、精神科病院に入院。症状はすぐに改善したが、統合失調症という診断で紹介となった。40代に精神科通院歴はあるものの詳細はわからず、それも数年で中断してい

> た。また、ある事件を起こし2年弱服役していたこと、それ以前は飲食店のやり手の女将さんであったことなど、統合失調症らしくない生活歴、病歴であった。現在の状態について聞くと、女性は生活保護費が入ると衝動的に買い物をしてしまうことや、嫌なことがあるとすぐにクレームの電話をかけたり怒鳴り込んでいくことなどがわかった。次々と思いついたことを行動に移し、衝突を繰り返していたようだ。

仮説

　女性に家族はなく、生活歴もよくわからず、まして発達歴などはまったくわからなかった。ただ、現在の注意の転導性と衝動性、多動傾向などをみると、ADHD圏と考えて支援していくことが適切なように思われた。執拗さなどの自閉スペクトラム症傾向を疑わせるものもあったが、対人関係は嫌なことさえなければ円滑で、かつ口達者であり、ADHDが優位な発達障害と考えた。

対応

　女性はさまざまな問題行動を起こすため、女性のいろいろな希望に対して我慢や中止を求めることが多かったが、それが女性にはとても不満なようであった。少なくとも、孤立だけは解消しようと、支援サービスを最大限活用し、デイサービスに通い、その前後にホームヘルプサービスを受けるような体制を作った。女性はやや窮屈そうで不承不承ではあったが、支援を受け入れた。

ポイント

　女性の場合、ADHDは、プラスとして出てくれば、飲食店を動き

回って切り盛りすることなどにつながり、逆にマイナスとして出てくれれば、(女性の場合は極端であるが)犯罪やクレームなどとなったりして表れてしまう。ADHDのプラスの面が出る生き方、人生になるように支援するというのはとても大切な課題である。

統合失調症との鑑別

　統合失調症なのか、それとも発達障害圏の反応性の統合失調症様状態なのか、と鑑別に迷うケースは少なくない。近年、筆者の外来に「周囲の人が私のことを話している」「悪口を言っている」という幻覚妄想を主訴に受診してくる人の多くは、統合失調症というよりは発達障害圏の反応性の状態である。こうした患者さんたちは、ストレスに反応して急激に幻覚妄想状態に陥り、ストレスの消失とともに急速に症状が改善する、という経過をたどる。その経過を見ると反応性とわかることが多いが、なかには鑑別するのが困難で、発達障害の特性を幼少期からもち、思春期から統合失調症様症状が持続しているというような、発達障害と統合失調症を合併しているとしかいいようのない例に出会うこともある。

　このように判断に迷う例に対する治療と支援について考えてみよう。

　まず、臨床的には、少なくとも、①典型的な統合失調症、②発達障害圏の反応性の統合失調症様状態、③両者の合併、という3つに分けて考えるのがよいのではないかと思う。

　統合失調症であれ、発達障害の反応性の統合失調症様状態であれ、急性期であれば治療の基本は同じである。まずは、安全で安心できる人と環境のなかで、ゆっくりと休養する体制を整える。現実に負担となっている可能性のあるものをできるだけ取り除く。治療スタッフや支援者は、正確で簡潔なコミュニケーションを心がける。予定やスケ

ジュール、そしてルールなどを明確にする。

　では鑑別する意味はないのか、というとそうではない。

　急性期の場合でも、反応性と考えられる例では、薬物療法よりも環境調整のほうが重要となる。負荷になっているものが取り除かれるだけで、症状が消失する患者さんもいる。入院などで、予測できない多様な（音や話し声などの）刺激にさらされたとき、その刺激によって混乱を深める患者さんも多く、そのような場合は刺激や変化の少ない環境が求められるであろう。

　また、急性期を過ぎたときに初めて、ポツンと一人でいて集団に入るのが苦手であったり、スタッフやほかの患者さんとの距離がうまくとれなかったり、コミュニケーションが著しく困難であったりなどの発達特性がわかったりすることもある。つまり経過を見て初めて、発達障害圏とわかるのである。特に高学歴・高成績という知的レベルの高い患者さんが、周囲の人のごく普通の話を聞きとれていないというようなギャップに気づくことは大切である。スタッフやほかの患者さんからの情報がうまく耳に入らず、混乱する患者さんもいる。

　また回復過程で作業や就労を検討するにあたり、難しいものが得意で、逆に平易なものが苦手、たとえば「難しい手作業」は得意だが「簡単な雑用」は苦手であるとか、「作業所」では不適応だが「研究所」では適応であるなど、難しさの逆転が認められたりすることもある（p.194参照）。段階を上るように就労や復職をするというのではなく、本人に合った場所や仕事に向けてピンポイントで一気に開始するほうがよかったりすることもある。

　ちなみに病歴の長い統合失調症の患者さんを診ていると、柔軟性のなさやこだわり、複数のことを同時に処理できないなどの陰性症状を認め、それを、①統合失調症の長期経過のなかで出現した人格変化ととらえたらよいのか、②薬物療法を長期間受けてきた副作用として理

解したらよいのか、③経過のなかでの環境からの刺激の乏しさの結果として理解したらよいのか、④発達障害圏の特性を生来いくらかもっていたのか、わからなくなることがある。長期の病歴をもつ患者さんの病像には、多くの要因が関与しており、病気本来のものと環境要因が複雑に絡み合い、慢性病像は作られていると理解する必要がある。

保護を失うと破綻しやすい

> **症例**
>
> 　40代後半の男性。両親と本人の三人暮らしであった。ある年、父親が急死。その後、母親が抑うつ的となり、男性が葬儀をはじめとした手続きなどをやっていたが、四十九日を過ぎた頃より、疲弊したように抑うつ的となり受診となった。暗く無表情で、うつむいてほとんど話さず、「入院して休みたい」と話した。入院後、男性は夜も昼もぐったりしたように休み続けた。そして1週間後には、少し起きて、口数は少ないものの「これから先が不安です」などと話し出すようになり、微かな笑みも出てくるようになった。
>
> 　男性は仕分けの仕事を20年間していた。休み時間でも、はにかんだような笑顔を浮かべながら、皆の話を聞いているタイプで、真面目でコツコツと働く仕事ぶりは社内でも評価されていた。一度結婚したが離婚。そのときも半年あまり仕事ができなくなった。その後は元気にしていたという。小・中学校もほとんど友人はなく、いても一、二人で、休憩時間も一人でいることが多かった。プラモデルや工作が好きな手先の器用な子どもで、ジグソーパズルが好きだったという。

仮説

　この男性は、父親が亡くなり、母親も抑うつ的で、発達歴・生活歴にも不明なことが多いが、発達障害圏であっても両親や家族的な職場に護られながら、かろうじて社会のなかで生きてきたのではないか、そして自分を最も護ってくれる父親という存在を失い、また葬儀や相続の手続きという社会性を求められ、消耗して抑うつ状態に陥ったのではないか、という仮説を立てた。

　男性が語る将来への不安は、悲観的な思考と考えられなくもないが、これまで地域や親戚との付き合いなどの社会的な活動をすべて父親にしてもらっていた男性にとって、その父親を失うことが想像を超えた事態であったことはいうまでもなく、男性の考えは現実的な思考とも考えられた。父親の死は男性にとって最大の危機だったのである。

対応

　男性の抑うつ状態の改善に必要なのは、まずは十分な休息である。疲弊抑うつ状態からの回復が何よりも求められる。次いで、診察では現実的な助言を行いながら、本人と母親を支えるために生活支援サービスを受けることを提案した。男性が抑うつ的な母親を支えることは困難であり、生活支援なしには本人も母親もともに抑うつを深めてしまうように思えた。母親は介護保険で生活支援を受けるようになり、本人も生活支援センターの人に支えられながら仕事に行くようになった。

ポイント

　男性のように、社会性やコミュニケーションの障害を親などが補い、なんとか社会のなかに適応している人は少なからず存在する。彼らは、親や上司、地域の人々に護られ生きてきたが、親が高齢になったり、理解のある上司が異動になったり、地域共同体が壊れたりして、

支える力を失ったときに、事例化してくる。筆者は、支えを失って事例化した中年から初老の人たちを診察する機会が増えている。筆者が診療を行っている地方都市でも、発達障害圏の人を支える力は弱まり、公的な支援が必要となる例が増えてきているのである。

苦手なことを任されると破綻しやすい

症例

　50歳になったばかりの男性がうつ病で加療希望ということで受診。男性は大学教員で、工芸、特に木彫を教えていた。自身も長い経験をもち、大きな工芸展で賞をもらうほどの腕前であった。「木を見ていると、どう彫るとどのように仕上がるかが、自然にわかるのです」と述べた。ところが、木彫を選ぶ学生が減った影響で芸術理論を教える仕事が主となり、実技指導が極端に減った頃から、抑うつ的となっていったという。芸術理論の本を何冊も読もうとしたが、頭に入らず、ピンとこなかった。精神科クリニックを受診し、「仕事に向かう気力が湧かず、すぐに疲れてしまうと話したら、うつ病と診断され、休職とともに服薬することになった」ということであった。しかし、なかなか症状が改善しないため、紹介されたという経過である。

　最初の数回、男性は、混乱しているせいか、話のまとまりが悪く、筆者の質問に的外れな答えが返ってきた。言葉がコミュニケーションの道具としてうまく機能せず、筆者の話している言葉と、男性の話している言葉は、どうも内包されている意味が異なるようであった。診察時間は長いのに、診察後に残った情報はわ

> ずかであった。男性の考えを筆者はうまく受けとめられず、筆者の言葉は男性にうまく伝わらないようであった。うつ病というには、本人に抑うつ気分の自覚が乏しく、図で気分の変化の波を描いてもらうと1日のうちでも激しく変化しており、数日・数週・あるいは月の単位で変換する波状の気分の変化は読みとれなかった。

仮説

　人とのかかわりが少なく、コミュニケーションもそれほど求められず、自分の技能を活かして作品を作るという生活では、男性は生き生きとし、その作品も高く評価されてきた。男性の「社会性の障害」や「コミュニケーションの障害」は際立たず、「こだわり」は精緻な作品製作というプラス面として現れていた。しかし、芸術理論を教えることになり、その変化によって男性は言葉で教えることを求められるようになったが、これが男性と学生との距離を縮め、「社会性の障害」や「コミュニケーションの障害」に負荷をかけるものとなったと推測した。その結果、抑うつ状態に陥ったが、男性は、自身の抑うつ状態を「苦しい」「大丈夫」という2つの言葉でしか表現できず、また表情は比較的明るく、周囲の人がそのしんどさをなかなかうまく受けとめられなかった。「気分が落ち込みますか？」などたずねても、「とにかく苦しいんです」という言葉しか返ってこず、気分や感情が未分化で語彙が少ないというか、自分の「苦しい」状態をより細かく説明することができなかった。人に言葉で伝える、また人の言葉を受けとめるというコミュニケーションの障害も際立っていた。

対応

　男性には「休養」というものがどのようなものかわかりにくいようだったので、「夜10時に寝て、朝7時に起きる」「朝、昼、夜に決まった時間、食事をする」「午前は木彫製作。午後は読書をして過ごす」などと、具体的な休養スケジュールを作成した。休む形を明確にすることが、実質的に休むには必要と考えたためである。それを2か月ほど続けてきたときに、復職の時期が来たので、週2時間ずつ仕事を増やして評価するという、復職の段階的なプログラムを立てていったところ、男性はそれをこなし、復帰の道をたどることができた。休養と復職の形と内容を明確にしたのがよかったようであった。そして、最も大きかったことは、仕事内容を、芸術理論を教えることから、元の実技指導に戻してもらったことである。

　休養や復職のプログラムが進むにつれて男性は自信を取り戻し、それとともに、言葉でのコミュニケーションも少しずつだが増えていったのが印象的であった。回復し始めたとき、男性がある細かい手作業と感性を必要とする趣味の分野で、日本ランキングのベストテン入りする記録をもっていて、しかもまだ現役でもあることを知った。男性は発達障害の傾向はもっているかもしれないが、一方である細かい作業においては芸術的センスをもつきわめて優秀な「職人」であることがわかった。そんな「職人」としての仕事から、理論という抽象的なものを求められ、同時に講座運営という対人関係まで求められたとき、男性は明らかに発達障害のように見える破綻をきたしたのである。なお、この男性には、そのような診断の可能性があることは伝えなかった。男性と家族にとっては、それは混乱を招くもの以外何物でもないと考えたからである。実際、男性は職場復帰後、発達障害的な傾向はほとんどみられなくなり、元の口下手な、しかし真面目で誠実な男性に戻っていった。

> **ポイント**

　産業構造が変化し、対人関係能力を求められるサービス業が仕事の主体となった。それだけでなく、わが国の低経済成長は、リストラへの不安、過剰労働を含めて、働く人々に大きな心理社会的な負担を強いている。特に、年功序列の日本的経営システムが崩れ、成果主義が導入されるとともに、仕事の質・量ともに以前より求められるものが多くなった。スピードと効率に追われ、ゆとりがなくなっているのである。

　そのような変化のなかで、対人関係は得意ではないが、自然や機械を相手にコツコツと粘り強く働く人、一芸に秀でて職人として自身の技術を活かして働いていく人たちが、社会のなかで生きにくくなってきていると感じる。言葉が適切ではないかもしれないが、多様な生き方が認められにくい社会になっているように思う。発達障害傾向は、職人的な仕事ではしばしばプラスの資質となりやすい。しかし、社会環境の変化で職人として生きていくことが困難になったために失調する人たちの一群に、「発達障害」的な破綻を呈している人たちがいるのではないか。近年、成人の発達障害として事例化してくる一群は、以前であれば、口下手で人間関係は得意ではないが、誠実で真面目な人として社会のなかで働いていた人たちではないだろうか、そんな気がしてならない[5]。

　本症例の男性のように、専門の分野で賞をとり、趣味の分野で日本ランキング入りするほどの人の「能力のバラツキ」を「障害」と呼ぶのがよいのか、「才能」と呼ぶのがよいのか、という素朴な疑問を抱く。私たちの生きている社会は、このようなある才能をもつ人を破綻に向かわせる、そんな生きる幅の狭い社会になってしまっているのではないだろうか。「職人」や「手仕事」という仕事が失われていく時代のなかで、男性のもつ特性は「発達障害をベースにもつうつ病」のように顕在化したのではないかと思う。

では、「職人」や「手仕事」という仕事が得意な人を診る際にはどのような支援を考えたらよいのだろうか。1つは、趣味の領域である。趣味の世界にはまだまだ「手仕事」がたくさんある。陶芸でプロに近い域に達した人、きわめて複雑で立体的な折り紙で皆を唸らせた人、細かく複雑な切り絵を始めた人、熱心に複雑な編み物に熱中した人…。精神科臨床においても、創作を取り入れた作業療法から、素晴らしい作品を作ることに生きがいを感じ、自信を取り戻す人たちもいる。作業療法が精神療法となる。

　もう1つは、現代の仕事のなかに、新たな「職人」や「手仕事」という仕事を見つけていくことである。可愛らしいイラストと文章で、本の魅力的なポップ（POP）広告を書き、書店に不動の地位を獲得した人もいる。ふるさと創生の事業で、手作り作家として働き始めた人もいる。パソコンのCAD（computer aided design）で、複雑な設計を行い始めた人もいる。現代にも「職人」や「手仕事」の生きる仕事があるのだと思う。

　もう一例、社会の変化のなかで、追い詰められ事例化したと考えられる男性を紹介する。

症例

　40代の男性は、「職場の同僚が冷たく当たってくる。みんながグルになって、自分を殺そうとしている」などの被害妄想が出現し、家族に付き添われて受診した。仕事についてたずねてみると、長年、機械修理をしていたとのことで、「あなたは手先が器用なんですよね？」と聞くと、「不器用で、器用なんです」という不思議な答えが返ってきた。男性によると「特殊なものは上手。簡単な

ものは下手。たとえば、鍵を作るなどの細かい仕事は得意なのだけど、みんながやれるような普通の仕事はあまり上手ではない」という。「自分は上手に修理をしたつもりでも、やり残したところが見つかって、最近は修理をさせてもらえず、掃除の担当になった」と話した。

「不器用で、器用」という話を聞きながら、男性には「注意の偏り」があり、それが職場への不適応の一因となっているのではないかと想像した。おそらく男性の注意は1点に集中しやすく、全体に万遍なく注意を払うことは苦手なのではないか。そのため、ネジの締め忘れや塗装の塗り残しなどのイージーミスを起こしてしまう。その結果「どうして同じミスをするのか」「お前なんかいないほうがいい」などと責められ、最終的には「ミスをしても大きな問題にならない掃除」という閑職に追いやられたのではないかと考えた。

さらに話を聞くと、「昔はミスをしても、その損失は会社が払ってくれていた。だけど、10年ほど前に会社の方針が変わって、各部署がミスの代金をカバーしなければならなくなった。それ以来、みんなからの風当たりがきつくなった」とのことであった。

家族によると、男性は小・中学校時代、興味をもったことには熱中するが、そうでないものには力が入らず、自分の思ったことを遠慮なく発言し、その結果友人関係もうまく築けなかったという。周囲からはどうも「気まま」「わがまま」に見えたらしい。高校入学後、しばらくして通学しなくなり中退。その後はアルバイトなどをしていたが、知り合いに勧められて職業訓練校に入学し、機械修理の技術を身につけ、20代後半に現在の職場に就職していた。

仮説

　10年ほど前まで、1点への集中力や器用さは、精緻な手仕事、ほかの人にではできない特殊技能として高く評価されていた。万遍なく注意を払うのが苦手で平凡なミスを起こすことは、職場のなかでなんとか許容されていた。それが会社の方針変更によって部署の雰囲気が変わり、ミスを責められるようになり、最終的に絶対にミスの起こらない清掃という仕事に追いやられたのである。同僚に責められることが続き、男性のプライドは傷つき、次第に被害妄想に発展したのではないかと推測した［図15］。

対応

　男性は「殺される」という妄想が強かったので、一度、職場と家から離れることが必要と考え、入院治療を勧めた。入院により職場から離れたのがよかったのか、男性の妄想は少しずつ改善していった。だが、問題は職場復帰であった。男性は掃除という仕事に回され、いたくプライドが傷つけられていた。そこで会社と話し合い、男性に合う復帰場所はないかと相談したところ、男性のかつての上司が自身の部署で引き受けてもよいと申し出てくれた。その上司によると、男性は一緒に働いていたときは真面目に仕事をしていたし、仕事が終わった後に飲みに行ったりもして、結構気が合うという。「自分の部署で手伝ってもらいながら、本人に合う仕事を探してみたい」ということになった。

ポイント

　発達特性は、環境とうまく合うと個性や特殊技能として輝き出すし、反対にうまく合わないと、「注意力がなく、同じ失敗を繰り返す」などとして不適格・不適応とみなされやすい。それが、不安、抑うつ、ひきこもり、強迫、妄想などの精神症状として現れてくる。私たちは

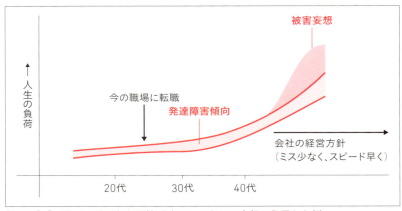

[図15]「不器用で器用」な男性が追いつめられて妄想に発展した例

あらためて、発達特性と環境とがうまく合うように、そして発達特性が活かされていくように、職場や学校での働き方や過ごし方について見直しをする必要があるのではないかと思う。

何が高度で、何が軽度か

　発達障害圏の能力のバラツキは、いつも日常生活や仕事・作業の内容に照らし合わせて考える必要がある。たとえば、WAISで動作性IQが言語性IQよりも有意に高い場合は、無口・口下手だが優秀な職人やエンジニアである可能性があるし、反対に言語性IQが動作性IQよりも有意に高い場合は、おしゃべりで口達者ではあるが物作りはまったくダメという可能性がある。心理検査だけでなく、作業療法なども得意・不得意を知るのにとても有用である。いうまでもなく、患者さんにとって、得意なものは簡単だが、苦手なものは難しい。口下手で対人関係が苦手な人にとって、個々に応じて対応を変えなければなら

ない接客は難しいが、マニュアルのあるファストフード店の接客はやりやすく得意だったりする。

このように能力のバラツキによって、仕事の難易度は異なってくるのである。

ここで発達障害特性をもつ二人の男女について触れてみたい。

エピソード

まずは短期間でアルバイトを辞めることを繰り返している女性で、求人情報誌を見ながら、「この『雑用』というのがダメなんです」と話した。「雑用」というのは、簡単な仕事をいろいろとやってもらうという意味で使われるが、女性は「1つ何かをすると、次には別の何かをするように指示される。時には同時に、これをやって、あれをやってなどと言われる」というのがとても混乱するらしい。だが、大学時代には、とても難しそうなテーマの研究に没頭し、本人によるとそのときが一番楽しかったという。「でも、研究は競争が激しくて、自分が入れるようなポストがないんです」と残念そうに話した。

同様に短期間でアルバイトを辞めている男性。「休憩時間や昼休みの『雑談』がダメなんです」という。仕事自体は大丈夫だが、休憩時間に話しかけられたとき、返事ができず固まったようになってしまう。答えられないことが続くと、皆が自分に話しかけなくなり、自分だけが無視されているようでとても苦しくなってしまうという。だが、マイナーだけれど大好きなロック・バンドがあり、そのバンドの話になると、止まらなくなってしまう。「でも、身近にそのバンドを知っている人はいないんです」と話した。

二人とも、広く浅くではなく、狭く深く、興味や趣味、そして楽しみをもつタイプであった。このようなタイプの人たちにとっては、雑用や雑談はとても「高度な作業」となり、専門性の高い特殊な仕事や、限られた分野での高度な話題がむしろ「軽作業」であったりする。

　同じ仕事でも、人によって「高度な作業」と「軽作業」が逆転することがある。支援をする際には、当の本人にとって、「これは『高度な作業』か、それとも『軽作業』か」と考える必要がある。そして何が本人にとっては負担となるのかを具体的に理解しなければならない。多くの人には「高度な作業」でも、当の本人には楽しい「軽作業」となるものを見つけられないか、そのような支援を心がけたいと考える。

その人なりの生き方を模索する

> **症例**
>
> 　40代半ばの女性。適応障害。幼少時より、ほとんど話さず、集団のなかに入ることができなかった。幼稚園の頃より場面緘黙があり、教室でまったく話さず、学校は休みがちであった。中学校より、抑うつ的となり、完全な不登校となり家にひきこもった生活を送ることとなった。小学生時代からある相談機関でカウンセリングを受けていたが、20歳の頃、「頭の皮膚がビリビリし、電気が走る」という体感幻覚、「虫が這っている」という皮膚寄生虫妄想などが出現し、筆者の外来に紹介受診となった。症状は短期間で改善したが、頭の皮膚が敏感で洗髪できないということが続き、それとともにひきこもりと抑うつが続いた。外来には定期的に受診し、その際には、毎日の生活などをたずね、女性が短く答

えるという診察を続けていた。あるとき、女性が家族と街に買い物に出かけたと話したので驚いた。リストに書いた買いたいものを次々に買っていくというものではあるが、年に2～3回ほど、買い物に出かけているらしいということがわかった。

仮説

　女性の発達歴、現在の特徴などから発達障害と考えたが、女性が外に出られないのは、集団のなかに入る緊張感からだけではないのではないか、はっきりと言葉では話さないが、診察室でのやりとりから、社会に出て勉強したり、働くことのできない自分を責めているのではないか、と推測した。この自責感を和らげないと、女性のひきこもった生活の質がよくならないまま、楽しみや潤いのない毎日が続いてしまうのではないかと考えた。

対応

　筆者は、女性と家族に診断名とその得意・不得意などをあらためて説明し、精神障害者年金を申請することを勧めた。そして、女性に「働けないのはあなたの意志ややる気のなさのせいではない。あなたは働きたくても働けないのだから、助けてもらう権利がある。障害年金をもらって生きていこう。働いてお金を稼ぐことは、自分に合う仕事が見つかったら考えよう。働かなくても、気持ちのよい1日を過ごそう」などと話した。

　その結果、女性の生活が少し変わってきた。普段は相変わらずひきこもってはいるが、次第に街に買い物に出かけたり、ライブやコンサートを観に行ったり、一人旅行などにも行くようになり、人と交わるわけではないが、街に出て、女性なりに「人混み」を楽しむように

なった。そして初対面・1回限りの「一見さん」としてなら、人との会話を楽しむようになった。明るくなり、生活が変化し、対人緊張はあるが、自分なりに社会との接点を少しずつもてるようになってきている。

> **ポイント**
>
> 働いてお金を稼ぐことはとても大切であり、人には人それぞれの働き方があるのではないかと思う。だが、さまざまな事情で働けない場合もある。そんなときでも、その人の毎日に少しでも楽しみや喜びがあるように、その人の1日がよい1日となるように考えるのも治療者の役割ではないだろうか。学校に行くか行かないか、働くか働かないかといったこととは関係なく、よい1日・よい生活・よい人生を送るという視点が、治療や支援をする際には大切ではないかと思う。

●引用文献
1) Wing L：Asperger's syndrome：a clinical account. Psychological Medicine 11：115-129, 1981
2) 本田秀夫：子どもから大人への発達精神医学—自閉症スペクトラム・ADHD・知的障害の基礎と実践．金剛出版，2013
3) ローナ・ウィング（監），吉田友子（著）：あなたがあなたであるために—自分らしく生きるためのアスペルガー症候群ガイド．中央法規出版，2005
4) 杉山登志郎：子と親の臨床—そだちの臨床2（こころの科学叢書）．日本評論社，2016
5) 青木省三：時代が締め出すこころ—精神科外来から見えること．岩波書店，2011

●参考文献
・村田豊久：新訂 自閉症（こころの科学叢書）．日本評論社，2016
・高橋脩：アスペルガー症候群・高機能自閉症—思春期以降における問題行動と対応．精神科治療学 19：1077-1083，2004
・田中康雄：支援から共生への道—発達障害の臨床から日常の連携へ．慶應義塾大学出版会，2009
・広沢正孝：成人の高機能広汎性発達障害とアスペルガー症候群．医学書院，2010
・青木省三，村上伸治（編）：大人の発達障害を診るということ—診断や対応に迷う症

例から考える．医学書院，2015
・清水將之：子どもの精神医学ハンドブック 第2版．日本評論社，2010
・滝川一廣：子どものための精神医学．医学書院，2017

14

トラウマの影響を視野に入れる

体験の強度や内容に関係なくトラウマ反応は起こる

　トラウマとなる体験には、虐待や災害などの生命を脅かすような強度のものから、客観的に見ればそれほど強いとは思えないが受け手には強く感じとられるものまで幅広くあり、トラウマの強度、受け手の感受性、周囲からのサポートの有無などによって、トラウマ反応は起こったり起こらなかったりする。成人になって話される子ども時代のトラウマは、それが客観的にあった事実なのか、主観的に外傷と受けとっているのか、もしくは両者の中間なのか、本人の話からだけでは判別が難しい。だが、臨床的に重要なのは、当の本人がトラウマと感じたかどうかであり、トラウマの強度や質にかかわらず、トラウマ反応は起こるということである。筆者は、トラウマ反応のある患者さんに対し「厳密な意味でのPTSDかどうかはわからないが、広い意味でのトラウマ反応と考えられる」などと伝えることがある。

　特に、臨床においてさまざまな患者さんを診ていると、PTSDなどではまったくないものの、症状やその経過のなかで、トラウマ反応的な側面やプロセスの存在を感じることが少なからずある。たとえば、虐待などは一切されていなくても、子どもが親に何かを伝えわかって

もらおうとしてもそれを受けとめてもらえないというような体験と、その際の本人の反応が繰り返される連鎖のなかで、本人の人に対する信頼の乏しさや被害的な構えなどが形作られていったりする。診断名にかかわらず、トラウマ反応の繰り返しといった視点をもつことで、その人の症状経過や対人的な構えなどを理解しやすくなるように思われる。すべての精神疾患の発症や経過に、実はトラウマ反応的な要素が相当に関連しているのかもしれない。これからの精神医学においては、発達障害的な視点だけでなく、トラウマ反応を見る視点も重要さを増していくのではないかと筆者は考えている。

トラウマ反応の1つであるPTSDの特徴は、常に神経が張り詰めている過覚醒や感覚麻痺、つらい記憶を呼び起こす状況や場面の回避、つらい記憶の想起（フラッシュバック）などであり、それらを患者さんは日常生活において体験していることが多い。それだけでなく、長期にわたる児童虐待などによる複雑性PTSDでは、対人関係における恐怖や回避、不安定な対人関係、急激かつ発作的な症状変動などを生じさせやすい。

臨床的に多いトラウマ反応は、不安や抑うつ状態などのなかに、対人関係や感情の不安定さ、人の言動の被害的解釈、衝動性などが混じることが多く、それらが認められるとき、筆者はトラウマ反応の存在を疑う。

精神症状の基盤にあるトラウマ反応は気づきにくい

成人期でのトラウマ反応を考える際、明らかな虐待などを受けて幼児期・学童期より精神科を受診している例もあるが、臨床的により多く出会うのは、幼児期・学童期にいくらか症状はあったかもしれないが受診歴はなく、思春期以降に既存の精神疾患を主訴に受診してくる

患者さんである。こうした患者さんは、トラウマになる出来事が解離され自覚されていないことが多く、「子どものときに、特に困ったことはなかった」などと話すことが多く、現在の精神症状とトラウマを結びつけて考えることは少ない。そのため、治療者も現在の精神症状と過去の出来事との関係に気づかないことがある。

症例

　初診時17歳のその女性は、高校入学後より人目を非常に意識するようになり、教室にいるのが非常に苦しくなった。教室で発表に失敗し、それを同級生に笑われたように感じた頃から意識するようになったという。しっかりとした印象の女子高生で、診察室でのやりとりもきちんとしていた。その時点では社交不安障害と診断していた。教室ではしんどそうであったが、皆のなかに入っている努力と頑張りを評価しているうちに次第に症状は和らぎ、就職が決まった頃に、本人が「大丈夫だと思う」と話し、治療終結とした。

　10年ほど経って、女性が再受診してきた。元気に仕事をし、家庭ももっていたが、最近になって、職場の上司と行き違いがありきつく叱られて以来、会社の人の目が気になるようになったという。特に後ろの人のことが気になり、なんとか頑張って通勤してはいるが、とても苦しいと述べた。

仮説

　10年前にはわからなかったが、本人によると「幼い頃から母親がしつけに厳しく、体罰が激しくてとても怖かった。今でいう虐待です。母親が怒る場面が、その後も思い出され、苦しくなる（フラッシュバッ

ク）。高校のときに担任の先生に叱られたときにも、思い出すのが激しくなり、先生だけでなく同級生も怖くなった。その後は結婚し母親を避けていたので、思い出すことは減っていたが、上司にきつく叱られて以来、再び思い出すようになり、同僚の目が怖くなった」という。本人の話の内容だけでどこまで事実ととらえてよいのかは難しいが、女性の社交不安障害の症状の基盤にトラウマ反応的なものがある可能性は否定できないと考えた。

対応

女性の場合、トラウマに焦点を当ててたずねていくことは、フラッシュバックや対人緊張を強めていくように思われたので、職場や家庭など、現在の生活の話を中心に診察を続けた。過去のつらかったことが頭から消えていくためには、現在とこれからの生活がよくなることが大切と説明した。すると女性は、夜に自分の子どもとたわいもない話をしているときが一番楽しいと話したので、子どもと買い物に行ったり、遊びに出かけたりすることを勧め、症状はあっても少しでも気持ちよく、楽しく毎日を過ごしていくように助言した。その後女性は、子どもと遊ぶ生活を続けながら、徐々に元気になっていった。

ポイント

成人期の精神疾患のベースにトラウマ反応があることはまれではない。女性の場合、10年前に診察したときにはそれに気づかなかった。診療録を見ると「虐待に近いしつけ」という記載があったのだが、それをそのときの症状と結びつけて考えることができなかった。だが、これからの成人期臨床では、「基盤にトラウマ反応があるのではないか」という視点をもつ必要がある。

トラウマの治療といわれている特別な技法もあるが、筆者は「日常生活の質をよくしていく」(p.224「生活へのアプローチ」参照) という間接

的なアプローチが、即効性こそないものの、一番大切なのではないかと考えている。

トラウマ反応は危機や負荷が強まったときに顕著となる

　トラウマ反応は、PTSDや解離症であっても、不安症や適応障害、うつ病などであっても、危機や負荷が強まったときには、対人関係や感情の不安定さ、人の言動の被害的解釈、衝動性などが顕著となり、危機や負荷が弱まったときには、その特徴は弱まると筆者は考えている。これは成人の発達障害と同様である。

> **症例**
>
> 　30代半ばの女性。数年にわたって何か所かの精神科クリニックで加療され、境界性パーソナリティ障害、双極性障害、アスペルガー症候群と、その時々で異なった診断がつけられていた。しかし、このところは抑うつが強く、家事も子育てもできなくなり、希死念慮も強まったため、入院治療を希望ということで紹介となった。
>
> 　小学校低学年、幼稚園、3歳と、三人の子どもがいたが、このところは幼稚園の送り迎えもできていなかった。女性によると、子どもは落ち着きがなく、また女性の言うことを聞かず世話が大変である、という。また夫は仕事が忙しく、毎日遅く帰宅し、家事・育児を手伝うゆとりはまったくないということであった。
>
> 　実家は離れていたが、以前は育児に疲れたときは子どもを連れて帰省していた。しかし、上の子どもが小学校に入学後、実家に

もなかなか帰れなくなっていた。家事は完璧にしなければ気がすまず、掃除は床をアルコール綿で拭き、清潔で塵ひとつ落ちていないようにしないと気がすまなかった。4～5年前から気分の波が出現し、軽躁状態と抑うつ状態を数か月単位で繰り返すようになった。軽躁状態では気分がよいというよりも焦燥感が強く、徹底的に掃除をし、些細なことで腹を立て、壁に穴が空くほど殴ったり蹴ったりすることがあった。一方、抑うつ的なときは、意欲が出ず寝込んでしまう状態となり、その状態が長くなったことも今回の紹介受診の理由となっていた。

　生活歴をたずねてみると、小学校・中学校時代は一人でいることが多く、たまに一、二人の友人と話をする程度であったようだ。なお、小学校の高学年頃より、同級生と話をしていると「頭が真っ白になり、何も見えなくなる。そのような自分を離れたところから見ている自分がいる」という解離様症状が繰り返しあったという。これは本人にとって「不思議な体験」ではあったが、苦しい体験ではなかったとのことであった。また同時に2つのことをすることができず、料理などでも1つのことを終えてから次に進むため、時間がかかるということであった。

仮説

　幼小児期より対人関係の苦手さ、解離様症状などが認められ、発達障害傾向やトラウマ反応が基盤にあるのではないかと疑われた。女性は、学童期・思春期に解離様症状、強迫症状などを呈しながらもなんとか高校を卒業したものの、結婚、出産、そして子どもが成長するにつれて負荷が増加していったのではないかと推測した［図16］。実際、夫や実家のサポートも得られない状態であり、子育ては大変であっ

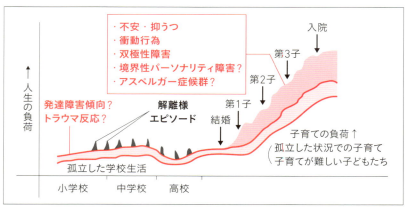

[図16] 子育ての負荷が多彩な精神症状を引き起こした例

た。またそれだけでなく、女性の子どもも、養育環境が不十分なためか、そもそも多少の発達の問題を抱えていたためかはわからないが、少し子育てが難しい子どもであった可能性もあった。それらの負荷が、双極性障害様の症状や長い抑うつ状態、衝動性の亢進に影響しているのではないかと推測した。

対応

まずは女性の家庭生活・子育ての実情を聞き、その苦労をねぎらい、生活に工夫する余地はないか話し合った。また、夫と両親を交えて話し合い、女性の孤立した状況での育児、家事を支援してもらうように依頼した。それとともに精神保健福祉士（PSW）に相談し、週に数日、ホームヘルパーに入ってもらうことと、3歳の末子の保育園利用などの生活支援を試みた。そのような環境変化に伴って、女性の抑うつ状態も軽躁状態も穏やかなものとなり和らいでいった。

> **ポイント**
>
> 　女性が発達障害傾向とトラウマ反応の一方または両者をもっていたかどうかははっきりしないが、小学校・中学校・高校での孤立と解離様症状などの生活歴・現病歴を振り返ってみると、人生の早期にそのようなものをもっていた可能性がある。そのため、周囲の人との関係がうまく築けず不安定なものとなり、そのうえに、結婚・出産・育児と負荷が積み重なり、多彩な精神症状に発展したものと考えられた。境界性パーソナリティ障害や双極Ⅱ型障害などと診断されやすいが、サポートを得ることなどにより負荷が減ると、対人関係や感情の不安定さ、爆発性は軽減してくることが多い。

人に対する信頼の乏しさに目を向ける

　トラウマ体験は、信頼すべき親や保護者から暴力などを受けるものであり、それにより人に対する信頼の乏しさや被害的な構え、敏感さや衝動性などが築かれやすい。治療や支援は、それらに加えて解離をはじめとする精神症状にも妨げられ、なかなか容易ではないが、粘り強く人に対する信頼を築いていくことが大切となる。

症例

　20代後半の女性。解離症（多重人格障害、解離性健忘）、摂食障害、境界性パーソナリティ障害という診断で紹介されてきた。思春期頃から不安、抑うつ、自傷・自殺企図が出現し精神科を受診。前医通院中も、すでに何回かの大量服薬・自殺企図があり、それに伴って精神科病棟に入院したこともあった。

筆者の外来を受診するようになったが、その時々で人格が異なり、冷静に困っていることを話すときもあれば、人格が変わり「ダメな医者だ！」などと激しく責めることもあった。なかなか本人の普段の生活がわからないので、家族と一緒に受診することを求めたところ、やって来たのは祖母であった。祖母によると、女性の親は暴力・暴言などが激しく、あるときから女性は逃げるようにして祖母の家にやって来て住むようになり、長い間、親のところには戻っていないという。また異性との関係も不安定で、交際し始めるとあっという間に距離が近くなり、すぐに激しい喧嘩をして別れる、ということを繰り返していた。信頼できる相手を求めているが、距離が近づくと怖くなり、相手の怒った声を聞くと、かつて親に暴力を振るわれた場面がフラッシュバックするようであった。

仮説

不安、抑うつ、解離症状（多重人格障害、解離性健忘）、摂食障害、不安定な対人関係、大量服薬・自傷行為など、多彩で急激に変化しやすい精神症状を認めた。根本的な問題は、トラウマ体験により人への基本的な信頼が築かれていないことにあり、日常生活が安心で安定したものにならなければ信頼を育むことは困難ではないかと考えた。

対応

何人かの人格が交代で出現していたが、「冷静に考えようとする、今のあなた（主人格）と相談しながら治療を進めていきたい。それ以外の人格が出たとしても、今のあなたと話をしたいと伝えたい」と話し、できるだけ主人格と話すように心がけたところ、交代人格が出現する

ことは減っていった。その後も、フラッシュバックは続き、時に衝動的な大量服薬や自傷行為が出てくるが、その回数も少しずつ減ってきた。筆者の対応がよかったというよりは、その頃に、安定した付き合いのできる異性に出会ったことがよかったようであった。その後も、ときおり衝動的な行動は出現したが、次第に穏やかになっていった。

ポイント

　この女性のように、多彩な精神症状を認める場合、その一部に注目して、境界性パーソナリティ障害や「境界例」、解離症、不安症、うつ病、双極性障害などと診断したり、2～3の診断を重複診断するということになりやすい。だが、それではこれらの診断名の基底にある問題・課題が見えてこない。人に対する基本的な信頼がうまく築けておらず、対人関係が依存や不信、恐怖に満ちたものになりやすく、そのようななかで日常的に対人関係の問題が蓄積していったという発達歴や生活史を理解したとき、初めてその人の治療や支援を考えることが可能になるのである。

現在のトラウマ反応に気づいていない場合もある

　診察に通っている現在も暴力などを受け続けている患者さんがいる。しかし、そうした患者さんでは、しばしばトラウマは解離され話されず、身体症状や精神症状が強く訴えられる場合がある。時に、長期間の通院中に何気なく、大したこともないように、軽い口調と表情でトラウマに関する話が出てきて、驚くことがある。患者さんも治療者もトラウマに気づかないまま、治療が進んでいたということである。

症例

　疼痛性障害の70代女性。50代の頃より、両下肢のこわばり、疼痛が始まり、痛みに関係する複数の診療科で精査を受けたものの、いずれの科でも特別な異常はなく、心因性が疑われ当科に紹介となった。「どの科の先生もストレスかもしれないと言う。でも私には思い当たるストレスはない。何かの身体の病気ではないかと思う。それを調べてほしい。痛みを和らげる薬を処方してほしい」と、怒った口調で責めるように話した。毎回、病気に関する新聞の切り抜きやテレビからの情報などを持参し、病気の精査と痛みに対する薬をきつい口調で求めた。痛みを和らげる可能性のある抗うつ薬や抗精神病薬などの向精神薬を処方してみたが、痛みが和らぐことはなく、少量の睡眠導入薬を除いて薬は中止した。

　10年あまりが経ったとき、ふと女性が「私、離婚しようかと思う」と話し出した。事情をたずねると、「もうこれ以上夫の世話をしたくない。一緒にいたくない」という。聞くと、夫は20年前に脳梗塞になり、身体のほうはかなり回復してなんとか歩行もできるようになったが、興奮しやすくなり些細なことで大声を出し、時に暴力を振るうこともあるということであった。「別室で過ごすようにしているが、それでも怖くて避けるようにしている」と話した。「それは大変だったでしょう？」と言うと、「それがやはりストレスだったのでしょうか。友人からも『それが原因よ』と言われる」ということだった。その後も痛みは変わらず続いたが、責めるような口調は和らぎ、「痛みはしょうがないわね」などと言うようになった。また離婚もしなかった。

仮説

　毎回の診察では、筆者を責めてくる女性への対応に追われ、生活背景について十分に把握できていなかった。夫は高次脳機能障害があり、刺激に対して感情的な反応が起こりやすいのではないかと思ったが、穏やかでしっかりとしたところもあり、家庭内暴力（DV）かどうかの判断はできなかった。しかし広い意味でのDV的な体験をしてきたと考え、日常生活でのDV体験の苦痛が痛みに転換されていると考えたとき、女性の執拗な痛みの訴え、各科の医師を問い詰め続けた理由が理解できるように思われた。

対応

　当初、女性には「痛みは身体の病気から来ている」という思いがあったので、院内の可能性のあるすべての診療科を受診し、精査を受け、その都度身体疾患を否定され「ストレス性では？」と言われていた。その結果を毎回筆者に「先生、悪くないって言われました」と報告し、筆者が「それはよかったですねぇ」と言うと、「よくないですよ。本当に痛いんだから…。でもこれはストレスではありません。私にはストレスはないんですから。先生と話してもどうにもならないしね。先生からもらう薬も効かないしね」などと言って帰る、といったことの繰り返しであった。だが夫からのDVが話されるようになった頃から、女性の攻撃的な口調は徐々に和らぎ、穏やかなものになっていった。離婚、別居をはじめ、夫からのDVへの対策を話し合ったのがよかったようである。またあるとき、女性がある趣味に打ち込んでいることがわかり、その趣味の話題をすると明るく笑顔で教えてくれるようにもなった。「元気そうに見えるから、つらさがわかってもらえなくて苦しいですね」と言うと、「介護保険の審査に来る人に、『あなた、とっても元気そう。どこが悪いの？』と言われて、介護区分が全然上がらない」と、笑って話すようにもなった。

この女性の場合も、診療録を振り返れば、当初にDV的なものがあることを疑わせる記載を筆者自身がしていた。だが、それを臨床症状に結びつけるという視点をもてておらず、反省している。

ポイント

　成人においてもDVを受けている人は少なくない。不安・抑うつ、解離、離人、過食・嘔吐などのベースに、人への恐怖や回避、対人関係の不安定さなどを認めるときには、現在や過去のトラウマ（DVや虐待など）を考える必要がある。これらの体験は解離されていたり、自覚していてもなかなか話されないため、気づかれないことも多く注意すべきである。また診療においては、治療者との関係も不安定になりやすいが、安全で安心な雰囲気と環境を提供しながら、粘り強く安定した関係を築いていくことが大切となる。

●参考文献
・杉山登志郎：子と親の臨床―そだちの臨床2（こころの科学叢書）．日本評論社，2016
・青木省三，村上伸治（編）：大人の発達障害を診るということ―診断や対応に迷う症例から考える．医学書院，2015
・滝川一廣：子どものための精神医学．医学書院，2017

15

治療と支援の基本

精神科治療の目指すもの―人生と生活

症状の軽減・消失と、生活や人生がよいものとなること

　精神科治療は、精神症状とそれに伴う苦痛を軽減・消失させることを目標とする。だがそれはあくまで、その人の生活と人生が少しでも質のよいものへと向かうことを応援するためである。多くの場合、精神症状の改善は、生活と人生によい変化をもたらすが、症状の改善が難しい場合や、症状が改善しても生活や人生がよい方向に向かわない場合もある。時には精神症状の改善が生活や人生を悪い方向に向かわせてしまうことさえある（慢性統合失調症の患者さんを支えるような幻覚妄想、過酷な状況のなかで現れている身体症状など）。よって診療に際しては、精神症状の改善だけでなく、患者さんの生活や人生が少しでも質のよいものへと向かうために、何が求められているかを考える必要がある。慢性の精神疾患を病んでいる人でも、生活や人生がよいものになることによって、難治な症状が思わぬ改善を見せることはまれではない。

　その人は、人生のどのような時期にいるか、どのような生活を送っているかということを頭のなかで思い描きながら、その生活と人生のしんどさや苦しさを理解し、少しでも質のよい人生と生活が送れるよ

うに支援したい。

　森田正馬は「病気を治すのは、その人の人生をまっとうするためである。生活を離れて、病気は何の意味をもなさない。……医者も病人もともに人生ということを忘れて、ただ病気ということだけに執着する」（森田正馬「神経質の本態と療法」まえがき、1928)[1]と述べた。この言葉は90年近く前の言葉であるが、常に筆者のなかにあり、病気や障害とは何か、そして治療や支援とは何かと自問し続けている。

人が孤独になりやすい時代の治療と支援

　従来、人と生活は、友人・知人、そして近所の人たちとの関係に支えられてきた。また人を護るネットワークや地域共同体、会社共同体があった。しかし、そのような人との関係や地域のネットワークが急速に力を弱め、人と家族が孤立し孤独になりやすい時代になってきていると感じている。たとえ家族と暮らし、職場や学校に行っていても、人とのつながりが淡い人たち、人とつながっていない人たちが増えてきている。それだけでなく、孤立した家族には心理的・経済的なゆとりがなく、些細な出来事で壊れてしまいやすい。

　このような時代において、治療や支援は、その人の行動やこころのなかを見るだけでは不十分である。その人の生活やとりまく環境にも目を向けて、生活のなかで困っていることを把握することが不可欠となる。つまりは精神科治療を考える際に、人的・経済的な支持で生活を支えるという、ソーシャルワーク的な視点が大切となるのである。

個々の治療アプローチの総和として力を発揮する

　治療や支援は、精神療法、薬物療法、環境療法・環境調整など、い

くつかのアプローチの総和としてあり、精神症状だけでなく、症状の背後にある大きな人生の流れに対して、時にはその流れを緩めたり、時には後押ししたりして、人生の流れがよりよいほうへと向かうように応援するものである。患者さんの人生と精神症状の流れを読み、そのなかで個々の治療的アプローチが全体として最大限の効果を発揮するように考えなくてはいけない[2]。個々の治療的アプローチが異なった方向に向かってしまうと、全体としての治療力は確実に落ちる。特にチームとして患者さんにかかわるときには、個々の治療が、治療全体のなかでどのような役割を担っているのか、それぞれが自覚して行う必要がある。そのためには、ミーティングやカンファレンスが不可欠となる。

エピソード

　たとえば、過労による抑うつ状態の患者さんに対し、精神療法的な観点から休養し充電する大切さを伝えているのに、一方で、薬物療法では賦活する薬を処方しているとなると、精神療法と薬物療法の方向が逆向きになり、治療全体としての効果は下がる。また、入院している患者さんに主治医が休養を勧めているのに、看護スタッフが活動を促しているといった場合も、患者さんは混乱してしまうだろう。前述の通り個々の治療的アプローチが同じ方向に向くことで、治療は初めて効果を発揮するのである。筆者は、抑うつ状態で疲れきった患者さんに対しては、休養しエネルギーを充電するという方向に精神療法や薬物療法などを向けることが大切と考える。特に、選択的セロトニン再取り込み阻害薬（SSRI）などの抗うつ薬は、残り少ないエネルギーを振り絞るように働き、焦燥を強め、より深い抑うつ状態へと導いているように

感じるときがあるので注意したい。鎮静作用のある抗うつ薬や少量の抗精神病薬の併用が、治療の方向がずれないために役立つのではないかと思う。

人のこころを治せるのは"人"である

　出会いの重要性については前述（pp.14〜18）したが、ここでも触れておきたい。

　診察室や相談室の扉を開けて患者さんが入ってきたときは、「今日は寒かったね。大丈夫だった？」などと声をかけて顔を見る。薬を処方するときにも、「くれぐれも無理をせずに過ごしてくださいね」と顔を見て言葉を添える。いつもニコニコしている必要はないが、穏やかでにこやかに接するように心がける。実際、医療機関や相談機関に電話をして、その声と対応だけで援助を求めるのをやめてしまう人たちもいる。そうした現状を考えると、医療関係者は常に患者さんに対してていねいかつ親切に接するべきと考える。少なくとも、日常生活で人と人が出会うときの礼儀と、医療機関や相談機関で出会うときのルールやマナーがあまりにもずれているといったことはないようにしたい。

　人と人との出会いは、日々の会話やちょっとしたやりとりなどの細部から成り立っており、実は人はその細部に助けられているところがある。信頼を取り戻す、病から回復する、人というものを実感するということは、ていねいな出会いの積み重ねのうえに成り立つものであろう。

　しかし、大部も大切である。昨今、「○○療法」と名前のつく精神療

法を勉強したい、あるいは受けたいという希望が増えている。もちろんそれぞれとても有効な治療法であるとは思う。だが、その患者さんやクライエントの生きている人生の全体像を把握していなければ、「○○療法」は役に立たないばかりか、時にはマイナスに働くことにさえなりかねない。現実の生活自体が行き詰まっているのに、その人のもののとらえ方を変えようとしても果たして効果的といえるかどうか。過去を整理することも重要であるが、将来に夢や希望を描けずに人は回復できるのか。「○○療法」を超えた、大きな視点が、人の回復を援助する際には求められる。

　人のこころは薬だけでは治らない。それと同様に、技法だけで治るものでもない。薬や技法を活かすのは、それを行う人であるということを忘れてはならない。人の行いの細部と大部が、治療や援助ではいつも問われているのだと思う。

「保存的」「支持的」治療アプローチを基本とする

　精神科治療には、精神症状を薬物療法や精神療法で強力に取り除こうとする「外科的」「切開的」治療アプローチと、なんらかの方法で精神症状を和らげながら、病気の自然回復を最大限に引き出そうとする「保存的」「支持的」治療アプローチがある。

　「外科的」「切開的」治療アプローチは、薬物療法でいえば急性の幻覚妄想を強力に叩こうとしたりするもので、精神療法では「現実への直面化」や「心因の言語化」を求めたりするものとなる。それに対して、「保存的」「支持的」治療アプローチは、薬物療法では必要最小限を心がけ、精神療法では患者さんの「苦しい気持ちや状況」を受けとめながら、「健康な部分に目を向け、そして引き出そう」とするものである。もちろん両者は対立的なものではなく相補的なものであり、精

神科治療においては表裏一体のものであるが、筆者は自然回復を引き出す「保存的」「支持的」治療アプローチが基本と考えている。なぜなら「保存的」「支持的」治療アプローチのほうが安全であり、治り方に無理が少ないからである。

中井久夫は次のように記している[3]。

> 第一の座標軸は、「支持的 supportive 療法か、切開的 intensive 療法か」である。支持的療法には、具体的なこころのきずやしこりに包帯を当ててかばう「被覆的 covering」治療から、「あなたの言い分にも一理ある」という患者の立場の支持を通って、「あなたは人間であり、生きる権利がある」というこころをこめた全人的な支持まである。しばらくそっと見守りましょうという治療もあり、広く浅く雑談をまじえてという「外延的 extensive」な治療もあるだろう。……「支持的」とは「対症的」ということではなく、安定した信頼関係にむけての地道な試みである。
>
> (「看護のための精神医学」p.47、2004)

そもそも精神疾患は統合失調症をはじめ自然回復力に富んだものであるが、同時に、些細なことから慢性化へと向かうものでもある。そのため、精神疾患の回復を阻害するものを取り除き、回復していく条件を整えることが重要となる。時には「治す」という積極的な治療姿勢が求められることもあるが、あくまで「治る」のを手助けするという治療姿勢が基本である。

隔離や拘束などの強制的な治療や、侵襲的な問診、不適切な薬物療法は自然回復を妨げる場合がある。回復のために行っているはずの治療が、外傷的となったり、症状を慢性化へと導くことはまれならずある。自然回復を妨げるものを極力減らしていくことも大切な治療的配慮の1つである。

治療による外傷を最小限にする

悩みや苦しみを聞きすぎない

　精神科治療といえば、患者さんが悩みや苦しみを話すことが必須のように考えられがちである。よって治療者も患者さんに対して、悩みや苦しみに関する質問を投げかけることが多くなる。もちろん、その人の語る悩みや苦しみに耳を傾けることは大切である。悩みや苦しみを話すことによって、わかってもらえたと感じて安心することもある。しかし、話すことによって混乱したり、話したことを後悔したりすることもある。話さないほうがよい悩みや苦しみもある。悩みや苦しみを話すということは、こころの傷口から血が流れ出ることでもある。一気に多量の出血をすることは本人も苦しいし、聞き手も十分に対応できないことがある。時には話さないほうがよいこともあることを患者さんに伝え、そのうえで話される悩みや苦しみを聞くという、いくらか控えめな態度が求められる。

精神科治療は外傷的となることがある

　精神科治療のもつ強制的な側面は、たとえ治療者が法律（精神保健福祉法など）を遵守し「ひどい」ことをしたつもりはなくても、しばしば患者さんにとって外傷的となることがある。精神科病院への入院体験がフラッシュバックしてくる患者さん、精神療法における治療者の言葉がフラッシュバックしてくる患者さん、十数年前の入院日とそのときのつらい体験を克明に語る患者さんもいる。

　では治療が外傷的、破壊的となるのをどのようにしたら避けられるのだろうか。治療者が、自覚しないうちに「ひどい」ことをしないためのブレーキとなるものはなんだろうか。

　たとえば、医療保護入院などの強制入院の場合でも、できるだけ本人の納得のいくような過程を経ることが大切である。問答無用の入院

が外傷的になるのはいうまでもない。患者さんの話を聞きとろうとし、治療への接点や合意を粘り強く探る（中井、星野をはじめとする多くの先人の試み）。病的体験の活発な急性期で混乱し興奮していても、自分の不安や恐怖がいくらか伝わったと感じられることは患者さんにとっても、その後の治療においても重要である。

エピソード

30年来筆者の外来に通院している患者さんに、いつも予約より遅れて受診してくるのでその理由をたずねたところ、「先生の外来に来る前はいつも眠れないので、薬を1粒追加で飲む。そうしたら寝過ごしてしまう」という答えが返ってきた。「先生の外来で3回も、突然『入院しよう』と言われて、入院になったからなー。やはり怖くなる」とのこと。「あなたの安全を心配して、自分でもていねいに説明したつもりだったんだけどね」と言うと、「落ち着いたらわかるけど、でもやはり怖かった」と述べた。

エピソード

村上伸治は、精神病体験のなかに何か意味があるのではないかと考え、入院の合意を得る際に、たとえば、家の車のクラクションを鳴らし続ける患者さんに対しては、断片的な言葉から想像し、「君は家を必死で守ろうとしているんだね」と話しかけた。病的体験で「地球が大変なんだ」という患者さんには、「地球は、ボクに任せておいて」と伝えた。もちろん、任せてくれる患者さんばかりではないが、病的体験であっても何に恐れや不安を抱いて

いるのかをキャッチし、接点を探る、「気持ちのどこかをつかむ」ことが大切だという。そうすると入院がいくらか納得のいくものとなる。患者さんの困っていることが、いくらかでも伝わったと感じられるような診療を心がけたい。漫然と時間をかければよいというものではないが、あまりにも手際のよい診療には、患者さんの気持ちがついていかず、納得も得られないものである。

エピソード

澤原光彦は、過疎地からドクターヘリで救急に運び込まれた高齢の患者さんがしばしば混乱している状況を経験し、患者さんが病院にあっという間に運ばれ、状況や環境の変化に気持ちがついていかないのではないかと感じたという。そのような場合には、「大変だったね。びっくりしたね」と患者さんの不安や混乱が落ち着くまで、そばで話しかけるのがよいという。

「シロがクロを叩く」治療にしない

繰り返しになるが、人は、自分が正しく相手が悪いと信じているとき、悪いものを正すために、「ひどい」ことを「ひどい」という自覚なしに行ってしまう（例を挙げるまでもないであろう）。同様に相手が異質な存在、劣った存在などと感じたときにも、「ひどい」ことを「ひどい」という自覚なしに行ってしまいやすい。

病気や障害も同じではないだろうか。「健康な」「定型発達の」治療者が、「不健康な」「発達に歪みや遅れをもつ」病気や障害を「治す」「直す」というような医療観に基づいて治療や支援を行ったとき、治療

は「シロがクロを叩く」という強力なもの、外傷的、破壊的な治療となりやすい。前述したように患者さんと自分は同一線上にあり、自分が患者でないのはたまたまの人生の偶然によるものであるという感覚が、治療が外傷的、破壊的にならないために大切となる。

生物学的な要因と心理学的な要因に対する働きかけ

　精神疾患を生物学的な要因の強い病気ととらえると、薬物療法を行いながら疾患教育・心理教育・社会生活技能訓練などを行い、病気を理解し自己対処できる力を育むということが行われる。一方、心理的な要因の強い病気ととらえると、環境調整や薬物療法を行いながら、本人に心理的に働きかけ、改善を図る。統合失調症には前者がスタンダードで、神経症（あまり使われなくなった概念だが）には後者がスタンダートとされている。

　ただ、統合失調症の患者さんの話を聞いていると、生物学的な要因の強い病気として扱われ、十分な意見や考えを聞かれないまま医療保護入院となり、納得できない状態で薬物療法を受け、気がついてみると疾患教育・心理教育のプログラムを受けていた、というような患者さんにとって実に不本意な過程で治療が進んでいることがある。治療が合理的・効率的、かつ迅速に行われるようになると、本人の意思や気持ち、考えが無視されるということが起こりやすいので注意を要する。

　生物学的な要因が強い病気であっても、患者さんには気持ちや考えがあるのであり、そうした気持ちや考えを受けとめながら、治療や支援を行うべきである。そのためには治療者と患者さんがともに悩み、迷い、考えるという過程が不可欠である。生物学的な要因が強い病気であっても反応性の部分はあり、そこに働きかけることが、病気その

ものの回復をも支援することにつながる。

> **エピソード**
>
> 　統合失調症における不特定多数の人に対する被害妄想は、統合失調症という病気の症状でもあるが、よく話を聞いてみると、疎外され孤立した環境を反映しているとも考えられることがある。こうしたケースでは、薬物療法だけでなく環境への働きかけも必要になるのはいうまでもない。

本人が合わせるか、本人に合わせるか

　支援を考える場合に、次の2つの考え方がある。
①本人が環境に合わせていく
②本人に環境を合わせていく
　①は本人の適応力を向上させるという考え方、②は環境を本人に合うものに調整していくという考え方である。これまでは、精神科では①が大切と考えられてきたが、次第に②の重要性も認識されるようになった。
　たとえば、公的機関や会社などへの職場復帰を考えてみよう。職場復帰には、元の職場に復帰するか、配置転換して復帰するか、という問題がある。従来の職場復帰は、前者を原則にしていた。しかし、元の職場に戻れないという人も少なくなく、職場が変われば復帰できるという人もいる。そのため、最近は後者の配置転換をしての復帰も少しずつ増えてきている。本人の適応力をどの程度向上させられるか、職場が環境を調整するという柔軟な対応をどの程度とることができる

か、をいつも判断していく必要がある。

　2016年4月に施行されたいわゆる「障害者差別解消法」では、「不当な差別的取扱いの禁止」として、国・都道府県・市町村などの役所や、会社や商店などの事業者が、障害のある人に対して、正当な理由なく、障害を理由として差別をすることを禁止している。また「合理的配慮の提供」として、国・都道府県・市町村などの役所や、会社や商店などの事業者に対して、障害のある人たちから、社会のなかにあるバリアを取り除くためになんらかの対応を必要としているとの意思が伝えられたときに、負担が重すぎない範囲で対応すること（事業者に対しては、対応に努めること）を求めている。
　精神科の障害が、生きることへの障害とならないように、社会の側が配慮することが求められてきている。

生活へのアプローチ

　生活にアプローチすることを考える際には、いくつかの視点が必要である。
　まずは、生活基盤への「大きな支援」である。これには、公的福祉制度を利用して経済的な基盤を支えるなどのソーシャルワークが含まれる。やや単純化していえば、精神症状は生活基盤が不安定になればなるほど、悪いほうに変化しやすく増悪しやすい。もちろん、「大きな支援」は精神保健福祉士が主体となって行われることが多いが、患者さんを治療・支援する人は、いつもこのことに留意し、どのような支援が必要かを考えることが求められている。
　特に介護保険や自立支援医療などを用いたデイサービスやデイケアの利用、ホームヘルプサービスや訪問看護などの訪問サービスの利用

は、精神科診療においてきわめて重要なものである。またこれらの大きな支援が患者さんにどのように体験されているかを考えることも大切である。

次いで、生活の楽しみや潤いを増やすというような「細やかな支援」である。これは、生活や人生の質を少しでもよいものにしていくというものである。そのためには、日々の生活のなかに少しでも楽しみや喜びを感じる時間はないか、ほっとしたりゆったりできる時間はないか、と生活の質について考えていくことが必要となる。具体的なエピソードなどを通してその人の「生活の細部」を知り、助言や提案によって生活の細部が少しでも豊かになることは、精神症状の改善、そして回復のための底力となる。何年も診ている患者さんでも、ふと気づいたら好きな曲や趣味の1つなどを何も知らない、などということがあるので、注意が必要である。

孤立し孤独な環境に生きているということはないか？

都会でも地方でも、高齢者の一人暮らしが増えてきた。都市部の高層マンション、地方の過疎地の単身高齢者などは、人と会わず、誰とも話をしない生活になりやすい。前述した通り、伝統的な地域社会が壊れ、大家族も減り、それまであった家族や地域からの支えが乏しくなって（時にはなくなって）きているが、一方でそれを補うような介護サービスは、発展してきてはいるもののまだ十分とはいえない。

しかし、ていねいにたずねてみると意外な居場所をもっている場合もある。筆者の経験では、近所の駄菓子屋にいつも決まった時間に集まりおしゃべりを楽しんでいた例や、内職仲間が仕事をもらいに集まり賑やかに話していた例、酒屋で集まってお酒を楽しんでいた例など、思わぬところに人が集い、拠り所にしていることがある。このような話を聞くとこころが救われる気持ちになる。

医療関係でも、接骨院、整形外科の理学療法や健康機器、デイサー

ビス、病院の待合室など、居場所となっているところは少なくない。

症例｜統合失調症の70代女性

　30代から、数年に一度幻覚妄想状態となり、異常体験に左右されて家から外に出るなどの行動が出現していたが、短期間、抗精神病薬を増量することでなんとか対応できていた。60代後半から次第に生き生きとした表情や雰囲気がなくなり、統合失調症による変化の可能性を考えていた。しかし、週2回高齢者のデイサービスに通うようになって表情は一転。生き生きとデイサービスでの活動について話し、作った作品の写真を見せてくれたり、折り紙の作品をくれたりして、明るい笑顔で「楽しいんです」と言うようになった。

　女性は再発を繰り返していたため、生活範囲も狭まり、家族以外の人との交流も途絶えていた。生き生きとした面がなくなったように見えた変化は、閉ざされた刺激の少ない生活がもたらしたものと反省した。まさに「人薬（ひとぐすり、映画「精神」の山本昌知医師のモットー）」である。

　外からの刺激が少なく、人との交流も乏しいと、環境反応的な「無為・自閉」状態が出現する。人が生きていくには、適度な外からの刺激が必要となる。デイサービスだけでなく、ホームヘルプサービスや訪問看護がよい刺激になることがしばしばある。

生活支援をうまくいかせるためのポイント
　頑張って自分で仕事や家事をやってきたという誇りをもっている人に、ホームヘルプサービスでの生活支援を提案しても、受け入れても

らえないということが少なくない。しかし、血圧測定などの身体面の管理を主とした訪問看護であれば受け入れてもらえることがある。特に身体疾患への不安が強い人は、訪問看護を受けることが安心へとつながる。

　高齢で孤独に過ごしている不安・抑うつ状態の患者さんに対する抗うつ薬、抗不安薬の効果はいかほどのものであろうか。筆者は、一人でいるときのふらつきや転倒などのリスクを考え、孤独な環境に生きている患者さんに対し薬だけを処方することはできるだけ避けている。そして副作用が出ても誰かが気づける体制をできるだけ早く作ろうとする。そのような体制ができると、副作用が出ても対処できるだけでなく、人との交流が増えることによる薬物療法との相乗効果が期待できる。

　障害者手帳や障害者年金などの適応と考え、申請のための診断書を書くこともあるが、その際には、患者さんに十分に説明し、患者さんの納得を得る必要がある。障害者手帳が交付されることや障害者年金を受給できるようになることが、「自分はみんなと違う。普通ではない」というような本人なりの思い込みを強め、自己評価を下げてしまうことがある。「人はみんな、同じ。公的支援は本人のせいではない、病気による生活障害に対してのものである」ことを説明し、納得を得るように努める。

生活支援によって生じやすい問題

エピソード

　ある患者さんの薬を1錠減薬しようとしたら、「先生、減薬はいいと思うのだけど、今のまま薬を出しておいてください。自分で調節しますから」と言われ、驚いた。減薬は多くの場合、歓迎さ

> れることが多いからである。だが、理由をたずねると事情は簡単で、「薬が減ると、生活保護の担当者がうつ病がよくなったと考え、就労を強力にプッシュしてくる。でも、まだ今の自分には働く自信がないんです」ということであった。こうしたケースがあるだけでなく、「薬を増やしてください。増えると、自分の病気が悪いと担当者もわかってくれると思う」と増量を求められる場合もある。

　生活保護などを受けている患者さんが現在の生活を維持するには、病気でなければならない。病気がしんどいということを証明するのは、薬を飲んでいるということであり、減薬は改善と誤解され、就労圧力がかかる。それを避けるには、薬を同じ量で継続するか、場合によっては増量してもらう必要がある。このような状況を続けることで、たとえば適応障害であった患者さんが次第に慢性うつ病に移行していくこともある。

　それだけでなく、抑うつ状態が長期になると、精神障害者年金をもらうようにという圧力が生活保護担当者からかかることがある。精神障害者年金に該当する精神状態・生活状態であれば、申請し受給できる場合もある。それがプラスになる人もあるが、その後の人生を病人として生きることになるかもしれない、ということはいつも念頭においておきたい。精神障害者年金は重篤で長期化した精神疾患で苦しむ人の当然の権利であり、生活を支える大切なものであるが、プラスな面だけではないことも認識しておく必要がある。

　予約日にきちんと受診する患者さんは、年金や生活保護という経済的な要因で、必ず受診しなければならない患者さんである、という側面が少なからずある。受診しなければ生活のための経済的な基盤が崩

れる。つまり、受診することが仕事に行くことと同様になり、「生きていくための通院」となっている場合がある。このような患者さんは口数が少なく、「変わりありません。元気にやっています」などと話す。だが、「通院以外に、生きていく術が見つからない」患者さんの無念さや、周囲の人に対する肩身の狭い思いなどを考えると、患者さんにとっては、複雑な思いの受診であろうと感じることも多い。筆者は、このような場合こそ、患者さんの日々が、少しでも楽しみや喜びのあるものとなるように、生活をよくしていく細やかなアプローチを地道に続けていかなければならないと思う。

　多くの場合、経済的に困窮すると生活範囲は狭まり、しばしば家で過ごす時間が増える。そのため、人間関係も乏しくなり、孤立しやすい。狭い生活範囲で孤立して生活すると、ますます就労など経済的に安定した生活に戻りにくくなる。このような場合、作業所などを利用し、まず孤立の改善を図ることが、この悪循環を絶つ第一歩として役立つことがある。人の生活を支える基盤として、人間関係と経済的な安定は大きく、両方に配慮が必要であり、着手しやすいほうから支援を始める必要がある。

　4章の「家族について考える」(p.59)にも記したように、家族の一人がダウンすると、ほかの家族に負荷がかかりダウンするという連鎖に陥りやすい。筆者は、1つの目安として、家族全員が服薬する抗うつ薬・抗不安薬の総量について考えることがある。家族の一人ひとりが互いに影響し合い抑うつ状態を強めるとき、気づかないうちに、家族の服薬総量が増えていることがある。そのような場合、薬が家族の一人ひとりに、そして家族全体にどの程度役立っているか、真剣に検討しなければならない。求められているのは、家族全体への支援である。筆者は、家族の服薬総量がこれ以上増えないようにまずは固定し、

経過を見ながら少しずつ減薬を試みる。その代わりに、なんらかの公的な支援を利用できないか考えながら、診療を進めていくようにしている。

●引用文献
1) 森田正馬：神経質の本態と療法．吐鳳堂書店，1928
2) 青木省三：精神科治療の進め方．日本評論社，2014
3) 中井久夫，山口直彦：看護のための精神医学 第2版．医学書院，2004

●参考文献
・中井久夫：世に棲む患者．川久保芳彦（編）：分裂病の精神病理 9．pp253-277，東京大学出版会，1981
・中井久夫：新版 精神科治療の覚書．日本評論社，2014
・星野 弘：分裂病を耕す．星和書店，1996
・村瀬嘉代子：統合的心理療法の考え方—心理療法の基礎となるもの．金剛出版，2003
・村瀬嘉代子：心理療法と生活事象—クライエントを支えるということ．金剛出版，2008
・村瀬嘉代子：心理療法家の気づきと想像—生活を視野に入れた心理臨床．金剛出版，2015
・滝川一廣：精神療法とは何か．星野 弘，他：治療のテルモピュライ—中井久夫の仕事を考え直す．pp37-79，星和書店，1998
・宮岡 等：こころを診る技術—精神科面接と初診時対応の基本．医学書院，2014
・鈴木啓嗣：子どものための小さな援助論（こころの科学叢書）．日本評論社，2011
・村上伸治：実戦 心理療法．日本評論社，2007
・青木省三：精神科臨床ノート（こころの科学叢書）．日本評論社，2007
・青木省三：新訂増補 思春期の心の臨床—面接の基本とすすめ方．金剛出版，2011

16

薬物療法

　薬物療法は精神科治療でとても重要な役割を果たすものであり、現在は優れた薬物療法ガイドライン・アルゴリズムがいくつもある。ただ、薬物療法以前に治療者に求められるものがある。それは「治療全体のなかで薬物療法をどのように位置づけ、どのように処方するか」ということである。

薬物療法の位置づけ

　精神の病気や障害については、「脳」「精神」「環境」の3つの観点から考える必要がある。精神は脳の活動なしにはありえないが、脳からの影響だけでなく、環境からの影響も当然ではあるが受けるものである。そして、精神は環境を変えるように動くし、時には脳の活動にも影響を与える。脳と精神と環境はそれぞれ影響し合っているのである。
　薬は脳に作用するものであり、脳を介して精神に働きかける。だから、もし理想的な薬があるとすれば、脳に病気や障害の原因があるものは、脳に作用する薬で治るはずである。だが、現段階の薬はそこまでには至っていない。それどころか精神症状の脳における原因すら十

分にわかっていないのが現状である。ちなみに精神に直接働きかけるのが精神療法で、環境に働きかけるのが環境調整ということになる。

　つまり、精神科における薬物療法は、根本原因に対する原因療法とはいえないが、かといって痛み止めや解熱薬のような単なる対症療法でもないといえるだろう。原因療法と対症療法の中間という位置づけになるであろうか。治療に際しては、その有用性と同時に、限界と副作用も認識しておく必要がある。

治療全体のなかでの薬物療法の役割を考える

　繰り返しになるが、患者さんの人生と精神症状の流れを理解し、治療全体のなかでの薬物療法の役割をいつも考えなければならない。

　たとえば、パニック症や不安症の背景に、過酷な労働環境が認められる患者さんの場合、治療全体として大切なのは仕事量や働き方がより無理のないものとなることである。そんな患者さんに対し、仕事に関する話し合いをしないうちに抗うつ薬などによる薬物療法を行った場合、もし症状が一時的に改善・軽快したとしても、患者さんの疲労はますます蓄積してしまい、しばらく後に重篤な精神症状や身体疾患となって現れてくるといったことがある。短期的には薬物療法が功を奏したように見えるが、長期的にみれば果たしてどうか。パニック発作や不安症状は警告信号としての意味をもつ場合もあり、その際には、労働環境などの環境調整とセットとなって初めて、薬物療法は本人にプラスをもたらすものとなる。過酷な環境因から生じる不安や抑うつに、あたかも「こころの痛み止め」のように薬を処方していると、じりじりと症状が強まることもある。環境因の調整や改善が難しい場合も多いが、いつも患者さんの生きている現実生活と人生を視野に入れておきたい。

症例

　70代の男性が「薬が効かない不眠症」ということで紹介されてきた。睡眠導入薬を2種類、催眠作用のある抗うつ薬や少量の抗精神病薬も試されていたが、「薬がまったく効かず眠れない」という。不眠症についてたずねると、「眠りたいのに、眠れないので苦しい。先生、なんとかしてください」と訴えた。しかし薬はいくらか効いていて、ふらついて転倒することもあるようであった。

　生活のなかに何か男性を脅かすものでもあるのではないかと考え、「近所に泥棒が入ったとか、夜、何か怖いようなことはありませんか？」とたずねてみた。男性は「安全な町だから、そんな心配はない。でもこの間、救急車を呼んだことがあった」と話した。男性の妻が糖尿病を患っているが、内科受診と服薬がうまくできていないようで、この半年間ほど血糖値のコントロールがうまくいかず、深夜に低血糖発作を起こし、2回ほど救急車で病院に運び込まれたらしい。「奥様がいつ低血糖発作を起こすかわからないから、心配でしょう？」とたずねると、「いつ何があるかわからないので、眠れません」ということであった。つまり男性は「眠れない」のではなく、「眠りたくても、眠ってはいけない」状況に苦しんでいたのであった。そこで、「気持ちよく眠るためには、眠っても大変なことが起こらない、安心できる環境が必要です。まず、奥様の糖尿病をきちんと治療してもらいましょう。○○さん（男性）が受診するとき、奥様も当院の内科で診てもらうことにしましょう」と提案した。その後、妻も定期的に内科に通院することになり、血糖値は安定していった。それとともに、男性は少量の睡眠導入薬でも「眠くて眠くて仕方ありません。もう薬がなくても眠れると思います」というほどに改善した。男性にとって、

> 「眠りたくても、眠ってはいけない」という生活を理解し、安心して眠れるように環境調整することが薬物療法以前に必要だったのであり、生活を理解しない処方は副作用しかもたらさなかったのである。

　薬物療法を始める前に、家庭や仕事などの生活環境を知り、環境調整を行えないかを考える。家庭や仕事の問題を薬物療法で解決することはできない。薬物療法を行う場合は、症状が少し改善した時点で家庭や仕事の問題に取り組むことが大切で、それなしに薬物療法のみを行っていると行き詰まってしまうため要注意である。

エピソード

　特別支援学校に登校している自閉スペクトラム症と軽度知的障害をもつ10代の男子に、高用量の抗精神病薬などが処方されていた。教室内の刺激にも反応しやすく、パニックや自傷行為が頻発していたためと推測したが、抗精神病薬による眠気やふらつきが強く、マイナス面も多く出ているようであった。筆者は校医としてかかわっていたので、学校での様子を主治医に伝えるように担任教師に助言し、同時に、男子が教室内の声や物音で落ち着かなくなったら、避難し刺激を遮断できる空間を教室内に作るように伝えた。「その空間で休む」ことを取り入れることで、男子のパニックと自傷行為は減り、薬も徐々に減量することができた。学校や家庭での生活についての情報が乏しいと、症状をなんとか抑えようと薬が増えるが、生活についての情報が入ると環境調整が

必要なことがわかる、ということはまれではない。

薬物療法からスタートする場合

　精神症状が認められる場合には、まず薬物療法を始めて、不安・恐怖・抑うつなど精神症状の改善・軽減を図りつつ、精神療法的な働きかけや生活支援を行い、同時に自然回復・自然治癒の力の発動を待つという治療戦略がしばしば採用される。実際、薬物療法だけで治ったように見えるケースもあるが、その場合でも処方する医師への信頼が大きな力になっていることが少なくない。また、精神症状の改善・軽減とともに、精神療法や生活支援などの治療的な働きかけがなされないと、薬物療法だけではさらなる改善は難しいことが多い。

処方を迷う場合は2〜3回の診察を経て考える

　薬を処方するほうがよいかどうか判断に迷うような患者さんに対しては、「あなたには薬が役に立つかどうか判断に迷うのです。薬を飲まないほうがよい場合もあるし、もし薬を勧めるにしても、どの薬が一番あなたに合っているのかがわかりません。時には薬の副作用が出ることもあるし、2〜3回来ていただいて相談しながら決めませんか」と提案することもある。特に軽症うつ病の場合、初診時はしんどいことが多いが、2〜3回目の受診では初回と印象がだいぶ異なり、症状が和らいでいることも少なくない。また、一人での受診では判断が難しい場合があり、その際は、次回に家族同伴での受診をお願いすることが

多い。家族から見た変化がわかると、ずいぶんと参考になる。

どのように処方するかによって薬の効果は大きく異なる

　どのような診察と薬の説明を受けて処方されるかによって薬の効き方は大きく異なってくる。薬に対する不安が強い患者さんの場合、効果が十分に出ないだけでなく、薬による副作用を強く自覚し、服薬が中断となることもある。逆に薬の効果にプラセボ効果（本来は薬効として効く成分のない偽薬を投与したにもかかわらず、安心感などから症状が緩和したり病気が快方に向かったりすること）も加わって、薬が力を発揮する場合もある。

「薬が効く感じがする」ときほど注意を要する

　患者さんが薬が効かないと感じることは薬物療法としては残念であるが、臨床的には、薬が効くと感じるときのほうこそ注意が必要なことが多い。たとえば、効果発現の早い抗不安薬を服用した患者さんが、「少し楽になりました」「効く感じがします」などと感想を述べたときには、薬をいつどのように減量したらよいかと考えたほうがよい。効く感じがする薬は減量や中止が難しい。特に抗不安薬は、長期投与になりやすく、時には量が次第に増え、心理的依存（時には身体的依存も）が形成されやすいので注意が必要である。筆者は効果発現の早い抗不安薬や睡眠導入薬はできるだけ処方しないようにしている。いずれにしても「効く感じがする」という薬は、投与初期より減量・中止について考えておいたほうがよい。

処方の変更や中止の際は時間をかけて説明する

　気分障害圏・発達障害圏の患者さんが、頻回の処方変更に混乱し、精神症状が増悪するということはまれでなく起こる。発達障害圏の場合はそもそも感覚過敏があり、変化にも敏感な人が多いので、薬の変更自体が混乱を招きやすく、さらには服薬した際の内的感覚の変化にも混乱しやすい。その結果として、薬の服用や変更を拒否される場合もある。薬の効果と副作用、そして処方計画などを説明し、患者さんが見通しをもてるような薬物療法を行うことが求められる。

　反対に、同一の処方を続けていると、その処方を変えようとする際、患者さんに強い不安が生じ、変更できないといったケースもしばしばある。そもそも薬を変える・減らすという変化自体が不安であり、調子が悪くなるのではないかという不安もあって、薬を変えられなくなる。実際に変薬や減薬をすると、それだけで不安そうな表情を浮かべ、すぐに症状悪化を訴え、結局薬を元に戻すといったケースもある。そのため、変えた薬の効果がどうであったか、減量してどうであったかがわからず、本当に効く薬を見つけられなくなってしまうのである。

　筆者は薬を変更しようと思うときには、時間をかけて患者さんに説明するようにしている。たとえば「このまま調子がよい状態が続けば、来年、この薬を半錠に減らそうと思っていますが、どうですか？　安定したら少しずつ減らすことが、長い目で見て必要なように思います」などと、まずは先の予定として話す。また、「もう1か月この薬を飲んで、やはり苦しさが変わらないようなら、来月は〇〇という薬に変えてみようと思っています。〇〇のほうが、意欲を出すのを応援する力が強いといわれています。どうでしょうか？」などと、患者さんに考える時間をもってもらうようにすると不安が減るように思う。そして、次の機会に、本人なりに納得がいっているかどうかを確かめて、変薬、増薬、減薬などを行う。できるだけ不意に薬を変えないこ

とが大切である。

　幻覚妄想などの精神病様症状を呈していたとしても、反応性の要因が強いと考えられる場合は、治療は環境調整などが主となり、薬は補助的な位置づけとなる。筆者は、症状が改善・消失したときには、すみやかに薬の中止を含めて検討する。もちろん徐々に減薬し、状態を見ながらであるが、時には完全に薬をやめることもある。ただし本人と家族には「何か不調を感じたら、そのときは短期間、薬を飲んだほうが楽だと思う」ということを伝えることが多い。しんどくなり始めたとき、できるだけ早く受診してもらうことのほうが重要だからである。

　適切な薬の量については、精神症状が顕著なときであっても個人差が大きいような印象を筆者は抱いている。ごく少量の処方がよい例も確かにあるが、最大量まで処方することもある。至適用量については今後の経験や研究の集積が待たれるところである。

症状に対して薬を処方していると多剤併用となりやすい

　非定型・非典型な多彩な症状を呈する状態に対し、そのときそのときに目立った症状に対応する薬を処方していると、治療者自身が気づかないうちに、抗うつ薬、抗精神病薬、気分安定薬、抗不安薬などの多剤併用になっていることがある。患者さんの苦しい症状を薬で軽減しようと一生懸命になればなるほど、多剤併用となりやすい。

　紹介されてきた患者さんが多剤併用になっている場合、「なんでこんなに薬を出すんだろう？」と前医に対し不信感や疑問を抱いたりしがちだが、その前に「病像や経過が非定型・非典型なのではないだろうか」と考えてみてはどうだろうか。患者さんの病像が把握できず、しかし症状の苦痛を訴えられるので、なんとかしてあげたいという気

持ちから（時には苦し紛れに）、薬が増え続けてしまった可能性もある。患者さんをよくしたいという気持ちは大切であるが、わからないときにはむやみに薬を追加せず、できるだけ多剤併用にならないように心がけることも必要である。

　実際、多剤を服用している患者さんを前医から引き継いだとき、後医は薬の調整に苦しむものである。どの薬がどれくらい効いているのかがわからないので、何をどのように調整したらよいかの判断がとても難しい。そのようなときには、お薬手帳などを見ながら、患者さんとどの薬の時期がよかったか、どの薬はあまり効いていないかなどを話し合い、影響の少なそうな薬から少量ずつ減量していく。薬を少しずつ整理するという提案は、前医から引き継いだときに患者さんに話しておくのがよい。そうでないと、前医の治療を続けていくか、前医と同様に次々と新しい薬を処方していくという治療になってしまうおそれがある。

服薬感を伝えて不安や恐怖を和らげる

　精神科の薬を飲むと「自分の考えが変わってしまうのではないか」「自分が自分でなくなってしまうのではないか」というような不安・恐怖を抱いている人もいる。服薬により期待される効果を伝えることや、「服薬するというのはこんな感じ」という服薬感を伝えることが、このような不安・恐怖を和らげるのに役立つ。

　筆者は、抗精神病薬であれば、「脳の敏感さや興奮を和らげるお薬で、うまく合うと頭と気分が落ち着いて少し楽になってきます。飲むとぼーっとして頭が働かないと感じる人もおられますが、それは頭が働きすぎるのにブレーキをかけているためです。少し頭を休めることが必要ですからね。ただ、あなたの考えや気持ちを変えるものではあ

りません。人が変わってしまうようなお薬ではなく、頭を休めるためのお薬です」などと説明する。あくまで頭の敏感さや興奮を和らげる薬であり、あなたの考えやあなた自身を変える薬ではない、ということを伝えるのがポイントである。また抗うつ薬、たとえばSSRIであれば「飲んでも、特別に変わった感じはしないという人が多いです。少しぼーっとした感じや眠気を感じるという人もいくらかおられます。急に効くというものではなく、効果がわかるのに1〜2週間かかります。急に効いた感じがしたり、妙にイライラしたりしたら、すぐに教えてください。副作用としては、お腹の調子が悪くなり、食欲不振や吐き気を感じるなどがあります。でも、飲んだ感じは人によってずいぶん違うので教えてくださいね」などと説明する。「急に効くのではなく、ゆっくりと効く」と伝えることがポイントである。

エピソード

　転換症状で歩行障害となり、身体リハビリを目的に入院した患者さんに主治医が何気なく薬を勧めたところ、かたくなに服薬を拒否された。あまりにもかたくななので驚いた。病棟での生活は歩行障害以外には問題なく落ち着いていたが、家族関係に大きな問題を抱えていることがわかった。患者さんが自覚しているわけではないが、「薬が怖い」というよりも、「薬でよくなったら困る」ので飲みたくないということではないかと推測した。症状がとれても安心して生きていける条件が整っていないということがわかり、もちろん患者さんの希望通り、薬は飲まず、身体リハビリと環境調整を続けていき、症状は徐々に改善していった。症状がよくなったらつらい現実や環境が待っているというのでは、なかなか改善は難しい場合がある。服薬も、「もし、よくなったら」と怖

く感じる場合がある。

「こころの痛み止め」として服薬する

　患者さんのなかには、慢性的な不安や抑うつを軽減させるために、「こころの痛み止め」として薬を服用しながら、仕事や家事を行っている人がいる。また、急に仕事の負荷を減らしたり家庭の問題を解決することは難しく、薬を飲みながらなんとか日々の生活を送っている患者さんもいる。服薬することにより、困難な状況に対し少しでも耐えやすくなると思われるときは、筆者は薬を処方する。その人の生活と人生が壊れることは、なんとしてでも避けなければならない。そのうち人生の巻き返しの機会が来るときもあるので、それまでなんとか粘るといったイメージである。ただ、このような場合でも、できる限り薬以外の手段を探すようにしている。また薬を処方する際でも、抗不安薬はできるだけ使わず、漢方薬などの可能性を探り、難しければ少量の抗うつ薬、抗精神病薬、気分安定薬などを考える。

　抗うつ薬や抗不安薬を飲みながらなんとか働いている患者さんのなかには、薬を飲まないとほかの人と同じように働いたりできないことにものすごい劣等感を覚えるという人もいる。そうした患者さんも含めて、「こころの痛み止め」として薬を飲むことは、「こころが弱い」のでも「精神力が弱い」のでもないことを、患者さんに伝えなければならない。急に変えられない負荷のなかで生きていくというのは大変なことで、薬の力を借りてでも、困難な状況を生き抜いていくことは意味のあることだと筆者は考えている。あくまでも筆者の想像であるが、一時代前には、このような人生の負荷に対して、人々は神仏への

信仰や地域共同体の支える力によって、なんとか生き抜いてきたのだろう。現代は、それらが弱まり、人々は医療や福祉に支えられて生きていく。ただ、その人を支えるという意味での薬の役割は最小限にしたいと思う。

よい人生を生きるために服薬する

　統合失調症でも、うつ病や双極性障害でも、精神科医は患者さんに対ししばしば服薬を勧める。治療ガイドラインにも薬の適切な選択が記されており、そうした内容を参考にしながら患者さんの病気や精神状態を説明し、服薬を勧めることは大切なことである。だが、服薬はその人が自分の人生をよりよく生きていくためのものであって、人から言われて嫌々するものではない。

　糖尿病や高血圧の患者さんでさえ、治療薬の効果と必要性を理解していても、服薬が不規則になったり、生活指導を守れなかったりすることはよくある。薬を飲まないことは病気にはよくないとわかってはいても、それだけでは生きていても楽しくない、味気ないと感じることがその一因としてあるように思う。

　毎日薬を飲むということは、拘束感、束縛感の強いものである。薬を飲むことは人生の楽しみを諦めることではなく、人生を楽しみながら生きていくために役立つものという実感が必要であろう。筆者は、薬をやめた結果として何回か再発した患者さんの場合でも、「一生、薬を飲みましょう」とは言わない。「薬が役に立つと思うので、1年間は続けてみましょう」などと期間限定の対応として提案する。そして1年経ったら、1年間を患者さんとともに評価する。役立っている場合は、しばしば「もう1年」というように更新していくことが多い。そのような形で、薬を患者さんとともに評価しながら、服薬をプラスの

ものとしてとらえられるよう支援することが大切である。
　「薬をやめたい」と切に訴える患者さんは少なくないが、そうした人たちは一方で、薬を飲まないと再発してしまうのではないかという恐怖感も抱いており、つまりは薬に縛られた人生を送っている。そのような恐怖を抱きながら過ごす毎日は、決して気持ちのよいものではなく、苦痛であろう。繰り返しになるが、薬はあくまで気持ちのよい毎日、少しでも心地よい毎日を過ごすために役立つもの、という感覚をもってもらうことが大切である。薬を飲むために人生があるのではない。

服薬をお願いするときもある

　前述の「よい人生を生きるために服薬する」でも少し触れたが、薬を飲まなくなる患者さんは多い。服薬中断は、「薬は有害なので早めにやめたほうがいい」「治ったのでもう薬を飲まなくても大丈夫」など、さまざまな気持ちや考えから起こってくるが、中断の理由を知ることにより、患者さんの気持ちや考えがわかる。そして「なるほど、そのような理由でやめたのですね」と、主治医が否定せずにわかってくれることで、患者さんはもう一度、服薬しようという気持ちになる。「なんでやめたのですか！」などと叱られると、服薬だけでなく、治療自体が続かなくなる。筆者は、薬をやめたくなったり、飲むのが不規則になったりするほうが自然ではないかと考え、やめたことをとがめないようにしている。
　また、薬を中断し深刻な再発を繰り返す患者さんなど、どうしても服薬してほしいときがある。そのときは、「あなたは薬が嫌いだけれども、今は必要だと私は思うので、お願いだから服薬してもらえないだろうか」と率直にお願いする。すんなり服薬するということにはなか

なかならないが、粘っていると「しょうがないな」と服薬してくれることが少なくない。拝み倒すのである。

> **エピソード**
>
> 　統合失調症の40代の女性は、毎回の診察で、ニコニコと笑いながら「大丈夫です。元気です」と話しているのだが、1年前後で薬をやめ、やがて急速に興奮を伴う幻覚妄想に陥るということを繰り返していた。1回悪くなると回復まで数か月かかり、よくなった後でも次第に表情や雰囲気に活気がなくなってきたのも心配であった。「薬をやめたくなるのはどんなとき？」とたずねても、「もう大丈夫だと思ったから…」と短い返事が返ってくるだけであった。数回の再発を経て、「ひょっとして、もうそろそろ薬をやめたくなったのでは？　今度は計画的にやめようね」と提案し、1日10mg服用していた薬を2か月ごとに1mgずつ減らすことを提案した。それが納得できたのか、女性の服薬中断は止まり、精神状態は安定した。薬の量も、1日2mgになったとき、「これ以上減らすと眠れなくなりそう」と話し、2mgを続けることになった。
>
> 　突然、薬を中断する患者さんの場合には、計画的に減薬をするという提案がよい場合があるのではないか、と筆者は考える。薬の量が減ってきたら、減薬する間隔を次第に空けるように心がけながら、行っている。

17

精神療法

限られた時間を精神療法的にする

　精神科の一般外来は、受診者数の多さなどから、一人の患者さんの診察に割くことができる時間は限られている。そうした状況において、治療者は短い時間のなかで精神療法を行うのは難しいと考えてしまいがちだが、そうではなく、この限られた時間をいかに精神療法的なものにするかこそが大切ではないかと筆者は考えている。精神療法の条件として、「日常診療のなかで行える」ということはとても重要なことである。

　山下は、日常診療においては「いわゆる体系的な心理療法よりも、ごくふつうの臨床的配慮、あるいは常識的な診療が必要かつ十分であることが多い」(「精神医学ハンドブック　第7版」p.56、2010)[1]と指摘しているが、この「臨床的配慮」、たとえば、患者さんの不安や緊張を和らげる振る舞い(挨拶や聞き方・話し方など)や態度(上から見下ろすのではなく視線を揃える、など)がまさに求められているものであり、広い意味での精神療法といえるのではないだろうか。本章では、その考え方や留意点について記したい。

人柄精神療法—理論や技法以前に大切なもの

　日常診療における精神療法とは、はっきりとした形のあるものではない。若い精神科医が先輩の立ち居振る舞いを見ながら真似て学び、身につける、実際的・実戦的（診察は戦いではないが）な精神療法である。このような精神療法は、体系立った理論と技法をもつ「○○療法」などと呼ばれるものと無縁ではないが、多くは「○○療法」をその人なりに咀嚼し取り入れたもので、折衷的なものである。それぞれが臨床を通して磨いていく、個性的なものであり、精神科医の数と同じだけ種類があるといってもよいかもしれない。そうしたなか、精神療法が独善的なものになったり、治療の基本を逸脱したりするのを防ぐためには、それぞれが、日々の臨床を閉鎖的なものとせず、同僚などに開く必要がある。患者さんをめぐっての同僚との会話などを通して、精神療法は点検され少しずつ形を変えていく。そして日々の臨床を通して更新され、その人らしい精神療法になっていく。それが日常臨床における精神療法というものではないだろうか。

　他方、認知行動療法や精神分析療法をはじめ、体系立った理論・技法をもつ精神療法がある。

　強迫症状に対する曝露反応妨害法や、長期のうつ病に対する認知療法や行動活性化療法が、時に患者さんを劇的に改善させるのを見ると、確かに強力な治療手段であると感じる。だが、そうした劇的によくなる治療を見ていると、それぞれの精神療法の専門家からは反論があるかもしれないが、「理論や技法」以前に、ていねいに患者さんの話を聞き、そのつらさをねぎらうという、技法以前の要因、すなわち「日常診療における精神療法」や支持的精神療法が大きく効いていると感じることが少なくない。それに加えて、精神療法を行う人の人柄の影響も大きい。時には人柄が一番効いているのではないかとさえ思うこともある。まさに「人柄精神療法」である。精神科診療において理論

と技法が占める部分は、思っている以上に少ないのでないかと筆者は感じている。

　体系立った理論と技法を身につけることは、「ただの暗記でなく、自分の経験と知識に照合し、自分の中を潜らせて、自分のものとして納得し、使いこなせるものになる」（村瀬嘉代子、青木省三「心理療法の基本 完全版」p.361、2014）[2] こと、すなわち学んだものを「学びほどく（unlearn）」（ヘレン・ケラーの言葉、鶴見俊輔「かくれ佛教」p.63、2010）[3] こと、自分の言葉に翻訳することが、技法が自分のなかで生きたものとなるために必要なことである。

　時に、理論と技法は、教義を無批判に受け入れる「信仰」の様相を呈することさえあるので注意を要する。理論と技法は、疑いながら学び、自分のものとすることが大切である。

身体治療の小切開や外傷処置のイメージで行う

　身体治療における小切開や外傷処置は、①切開→②排膿→③消毒→④薬を塗る→⑤包帯という流れで進んでいく。小切開や外傷処置を続けるなかで、生体のもつ自然治癒力が働いて治癒することも多いし、時には出血の少ない大切開が可能になる場合もある。

　精神科の診療も、基本的には身体科での小切開や外傷処置と同じ流れである。少し説明してみよう。

①切開：「前回から今回までに、お変わりはなかったですか？」とたずねる。
②排膿：困ったことや変わったことを、具体的に聞く。
③消毒：「○○ということがあったのですね」と受けとめる。

④薬を塗る:「それは大変でしたね。苦しかったでしょう」とねぎらう。「よく頑張りましたね」と感心する（ほめる）。
⑤包帯:「無理しないように気をつけてくださいね」などと助言する。時には、具体的な助言をすることもある。筆者は、最後に「寒いから風邪ひかないようにね」と身体を気遣う言葉で終えることが多い。高齢者には「転ばないように気をつけてくださいね」などと声をかける場合もある。

このような、さりげなく気遣う、いたわるという、当たり前のことを繰り返す。その繰り返しのなかで、患者さんが少しずつ回復し元気になっていくように思う。

支持する

　支持的精神療法とは、「その人の生き方・考え方を変えようとするのではなく、『今、一生懸命に生きている、その人を支える』もの」と筆者は考えている。それは「大変でしたね」と患者さんの苦労を察しねぎらうことであり、その人が「自分の苦しみがわかってもらえた」という体験を通して、支えられるというものである。たとえば、怪我をして血を流している人に「大丈夫ですか」と声をかけ、怪我の手当てをするときのような「人としての自然なこころの動き」が、診療の基盤ではないだろうかと思う。支持されることにより気持ちのゆとりができると、少し生き方、考え方を変えようという気持ちも出てくる場合がある。

「これでよい」と肯定する

　苦労をねぎらうことと対となるのは、「これでよい」と肯定することである。もちろん、激励し頑張ることを助言する場合もあるが、精神科を受診する人は自分なりに頑張り無理をしている人が多い。彼らを肯定し、そして少し力を緩めたり、休みをとったりするように助言する。筆者は、「自分はこれでよいのでしょうか？」などと聞いてくる患者さんに対し、「よくやっていると思う」「立派だと思うよ」などと答えることが多い。

　患者さんのなかには、「これでよい」と誰かに肯定してもらうことで、初めて自分を肯定できるという人が少なからずいる。自己肯定はそんなに容易なものではないし、自己肯定ができず迷い悩むのが人間というものではないだろうか。そもそも自己肯定は、自分でするものではなく、他者に肯定されることによって初めて可能になるのではないか。もちろん、他者からの評価に振り回されている人もいるので容易ではないが、迷い悩みながら次第に自己肯定感というものを感じられるようになってほしいと筆者は願っている。

リフレーミング

　リフレーミングとは、ある枠組みでとらえられている物事を別の枠組みでとらえ直すことである。治療者は、患者さんの悩み事や困り事、精神症状やさまざまな出来事など、患者さんを苦しめるネガティブなもののなかに秘められている「ポジティブな意味」をいつも考える必要がある。小さな怪我や病気、出来事は、大きな怪我や病気、出来事の警告信号ととらえられることが少なくないし、そうとらえてこそプラスの価値を発揮するものとなる。「人間万事塞翁が馬」ということわ

ざのように、マイナスのなかに潜むプラスの意味を汲みとりたい。

　うつ病でブレーキがかかったからこそ、過労で命を落とすのを防ぐことができたと話した患者さん。強迫症状や解離症状には、より大きな苦痛や病気から自分を護ってくれるというプラス面もあると伝えると、ほっとした患者さん。とらえ直したことを患者さんに伝えることは、一歩間違えると「説教」になるので慎重にならなければいけないが、少なくとも治療者には、いつも異なった枠組みでとらえ直す姿勢が求められる。

小さなよい変化に気づき、大切にする

　臨床においては、小さな変化、特によい変化をとらえることが重要となる。表情や雰囲気の変化、日常生活の変化など、「小さなよい変化」を見逃さないようにしたい。その変化を護り育てていくような気持ちで、その変化が次の診察でどうなっているか、聞いていくことが大切になる。たとえば、「最近、天気がいいので、散歩を始めました」と患者さんが話したら、次回の診察時に「あれから散歩は？」とたずねてみる。そして、どこをどのように散歩しているか、それを楽しんでいるかなどを教えてもらう。治療者が「花は咲いていますか？　木や山が見えますか？」などとたずねることが、患者さんが散歩に行くときに、ふと周囲の景色に目を向けるきっかけになることもある。

疲労に気づく

　単純化すれば、日常生活とは、①仕事（勉強）をする→②疲れる（疲労）→③休養する、ということを繰り返すものである。仕事を終えた

後、ほどよい疲労感を自覚し、眠って休養することにより、翌朝、気持ちよく目覚め仕事に向かうことができる。

しかし、このサイクルが、①仕事の量が増える→②疲労が増加・蓄積する→③眠って休養しても疲労が残る→④朝の目覚めが悪く不快感や倦怠感を感じる、というパターンになる場合もある。休養・睡眠でも疲労がとれず、翌日に繰り越してしまうのである。目覚めの悪さは特にうつ病の再発の早期徴候として重視されてきたが、疲労の増加・蓄積を測るよい指標ともなる。

休養や睡眠でも疲労がとれないと認められる場合には、①仕事の量を減らせないか、②仕事を終えてからの過ごし方を工夫できないか、③睡眠は十分にとれているか、などを検討する必要がある。①仕事の質と量、②疲労、③休養、という点でチェックし助言することは、患者さんにも受け入れられやすく、臨床上有用である。

統合失調症圏、気分障害圏、発達障害圏の人たちのなかには、疲労をうまく自覚できず、そのため休養も十分にとることができず、疲労が蓄積しポキンと折れるようにダウンしたり再発したりする人がいる。その人たちにとっては、疲労感を少しずつ感じられるようになることが重要となる。

筆者の外来には、庭や田畑の雑草抜きに熱中するものの、春から夏にかけて雑草の生える勢いに負けてしまう「草取りうつ病」の患者さんたちがいる。そうした患者さんたちに対しては、「あなたは草取りに一生懸命になると、夢中になって草を抜いて、疲れ果ててダウンするからね。だから、朝の涼しいときだけにしてくださいね」とか、時には「1時間、タイマーをセットして鳴ったらやめるようにしましょう」などと助言するのだが、「雑草が生えていると、近所の人に言われるから」などといってなかなか休むことができない。毎年、春になると「また草との戦いが始まりますね。今年こそは、草よりも自分の身体を大事にしましょうね」と言っている。

出会いと別れ

　診察は、①出会い→②話→③別れ、と進んでいく。
　限られた時間の診察においては、②の話も大切だが、特に①出会いと、③別れの挨拶が大切となってくる。
　出会いのときには、会えてよかったという気持ちや、前回の診察から今回の診察までの間、無事でよかったという気持ちをこめて、「やあ、こんにちは」などと明るく声をかけて患者さんと出会う。診察室に入るとき、多くの患者さんはとても緊張している。何を話そうか、何をたずねられるだろうか、などと待っている間にいろいろと考え、診察に対する不安と緊張が高まる患者さんが多い。そのため、診察の場で言葉が出なくなったり、話がまとまらなくなったりする。だからこそ、最初の挨拶は、緊張をほぐすためにも非常に重要な意味をもつ。
　診察での話の内容が大変なものであればあるほど、終わり方が難しい。こころの傷口から血を流したまま、診察室を出て行く患者さんはまれではない。繰り返しになるが、筆者は「風邪を早く治そうね」「アルバイト、大変だから、帰ったらよく休んでね」などと、身体をいたわる言葉を添えて見送ることが多い。身体への気遣いは、患者さんのプライドを傷つけず、いたわる気持ちを伝える。また季節や天候に絡めた挨拶も効果的である。「朝晩が寒くなってきたから気をつけてね」などの挨拶に自然な反応が返ってくる患者さんは、次の診察までに大きな波乱がないことが多く基本的に安心である。
　退室時に、一瞬振り返って診察医を見る患者さんに対しては、その瞬間に、「それでは」と声をかけたり、軽く会釈をしたりして、きちんと見送る姿勢をもちたい。筆者は、現実の世界に戻っていく患者さんの無事を祈るような気持ちで見送るようにしている。
　また、診察室を出る患者さんに、待合室で待っている何人かの患者さんの視線が向けられることがある。待合室に関しては第1章（p.2）

で触れたが、特に診察時間が長くなったときや待合室が混んでいるときには、非難するような視線となることもある。実際はそうでないかもしれないが、少なくとも患者さんはそう感じやすいので、診察室から出るのもなかなか大変な場合がある。だからこそ、部屋を出る患者さんを、きちんと見送ることは大切である。後ろに治療者がいると感じることで安心する患者さんは少なくないように思う。

現実的な助言と配慮をていねいに

　精神科医は患者さんの話を聞いて助言をする。これは日常診療でしばしば行っていることである。助言は、精神療法ではないかのように考えられることが多いが、実は大切な精神療法である。患者さんがどうしたらよいかわからず助言を求めることもあるが、実際に多いのは、自分ではこうしようと思うのだけれどそれでよいのだろうか、などと迷っている場合である。そのようなときは、話をよく聞いていると迷いのなかに、患者さんの結論が見えてくることが多く、その結論をそっと後押しするように助言をすることが多い。もちろん、時にはブレーキをかけるような助言が必要になることもある。

　適切な助言をすることは、それが患者さんや家族に受け入れられるかどうかは別として、彼らの考えを明確にする働きがある。助言をされることによって、自分で考え始め、次第にその考えがはっきりしてくる。これが助言の精神療法的な効果の1つである。

　助言をする場合は、患者さんと家族が主体的に判断するための材料を提供するという姿勢が大切であり、押しつけがましくならないように心がけたい。特に気をつけなければならないのは、患者さんや家族に「専門家である医師の助言には従わなければならない」と思わせてしまうことである。助言はあくまでも提案であり、その通りにしなけ

ればならないというものではない。患者さんと家族が考えるための素材であり、その助言を患者さんと家族が主体的に選びとるとき初めて、助言は精神療法的な意味をもつ。そのためには、「私の考えとしては、……」「……と私は思います」など、あくまでも「私の意見、提案」という、いくらか控えめなくらいの言い方がよい。助言を受けて、考えを整理し、患者さん自身が決定するという形が望ましい。助言に従うように求めると、次第に医師−患者関係が、先生と生徒のような上下関係になりやすいので注意が必要である。

　ちなみに患者さんや家族の判断にかかわらず、治療者として促したり禁止したりする、つまりは「指導」をしなければならないこともある。危険な行動を禁止する際には「ダメです」「私は反対です」と明言し、適切な行動を示さなければならない。あるいは望ましい行動を「是非やりましょう」と強く勧めることもある。指導はできるだけ少ないほうがよいのはいうまでもないが、時機をよく見てなされれば、逸脱や「問題」行動に対する枠組み作りとなり、精神療法となる。

助言のバリエーションを増やす

認知療法的、行動療法的な助言

　精神科医の誰もが、いろいろな体系立った精神療法を、自分なりに日常診療に取り入れていることだろう。筆者にとっての認知療法は、「自分がこうだと思っていることを、『本当にそうだろうか』と考え直してみること」である。だから、いつも悲観的に、自責的に考える人には、たとえば「あなたには悪いほうに悪いほうに考えてしまう癖がある。仕事で大きなミスをしてしまったと言うけれど、上司の人にはなんと言われましたか？」などとたずね、「『そんなに心配することはない。これだけやっていれば大丈夫だよ』と言われました」というよ

うな返事が返ってくると、「悪いほうに考える癖があるので、本当にそうだろうかといつも考え直すことが大切ですね」などと助言する。「あなたは自分に対する点数が厳しいからね。いつもあなたは（100点満点で）20点とか30点とか言うけれど、私から見れば60〜70点はあります。60点以上は合格ですからね」などと声をかけることもある。思い直しや考え直しを勧めるような助言は、日常臨床でしばしば行われているのではないだろうか。

　行動療法的な考え方も、誰もが日常臨床において助言に取り入れているであろう。強迫症状のため頻回、長時間の手洗いをしている人には、回数や時間を具体的に減らす助言をするし、外出恐怖・広場恐怖のために外に出られない人には、家の近くからの外出を少しずつ提案する。

森田療法的な助言

　森田療法は森田正馬（1874〜1938年）によって始められた精神療法で、神経症（心気症や不安症など）の精神症状について、症状に注意を向けると、その症状を鋭敏に感じとるようになり、そのためますます症状に注意が向かい、結果としてますます症状を鋭敏に感じとるようになる、という悪循環（「精神交互作用」）に注目した。つまり症状に注意を向ければ向けるほど、症状は強まると考えた。そのため、症状をなんとかしようとするのではなく、症状をそのまま（「あるがまま」）に受けとめ、本来自分がしなければならないことをすることを勧め（「なすべきことをなせ」）、それが、症状が改善する道であるとした。マインドフルネスも、不安や症状をそのまま受けとめるという点で、よく似たところがある。森田療法と認知行動療法は、いずれも行動を促す点では似ているが、森田療法は困っている症状にとらわれずそのまま受け入れようとするのに対して、認知行動療法は困っている症状とそのメカニズムをきちんととらえ分析しようとする点が異なる。

森田療法的な考え方も、日常診療に浸透し、用いられていると思う。もともとは森田療法的な考え方のつもりでも、ずいぶん変わってしまっている場合もある。

　湧き起こる不安を「あるがまま」に受け入れることは森田療法の大切な考え方であるが、患者さんには「気にしないほうがいい、ということはよくわかるけど、わかっていても難しいんですよね。『あるがままで』と言って、不安をそのまま引き受けることが不安から楽になる一番の近道であるという森田療法というものもありますが、これが実に難しいんですよね」などと説明する。時には「何か不安になったら、美味しいものを食べて、一晩寝ましょう。そうすると、不安がずいぶん減っていたり、時には消えていることもありますよ」という助言をしたりする。

　強迫症状で次の行動に移れなくなっている患者さんには、「なすべきことをなす」という行動への促しという意味で、「頭のなかでグルグルと同じことを考えていると、抜け出せなくなってしまいます。思いきって何かしてみて、それからあらためて考えてみませんか。頭を動かすよりも身体を動かしましょう」と言ってみたり、「気持ちがすっきりとする薬を出してほしい」という青年には、「楽しいことややりたいことをするのが何よりの薬です」と話したりする。「家から出て、電車に乗って、流れていく風景を見ているだけでも、考えが変わることがありますよ」と助言することもある。

エピソード

　30余年、やせ状態が続いている患者さんが紹介されてきたことがある。その患者さんは低体重だけでなく、ひきこもった生活を長期間続けていた。内科、精神科の何人かの主治医を経ての受診

であったが、本人は「（自分がこうなったのは）何が原因なのでしょうか？」と問い、家族は「私たちの育て方がよくなかったのでしょうか？」とたずねた。

　素朴な疑問だが、30余年の歴史をもつものの原因を問うことになんの意味があるのだろうか。原因を追究しても30余年をやり直せるわけではなく、また30余年の間に多くの要因が絡まり合うようにこじれており、責任の所在は明らかにならないものである。大切なのは、患者さんの今とこれからである。筆者は「誰が悪いのでもない。原因不明のやせる病気になったと考えましょう。何が悪かったのかと、やせた原因を考えるよりも、やせた身体を受け入れ、栄養を少しでも摂り、体力をつけるリハビリをしましょう。そして、外に出て社会の風に当たるリハビリをしましょう」と助言した。もちろん、それ以後、急に食事量や体重が変化したわけではない。しかし、繰り返し同様の助言をしているうちに、ピリピリした家族の雰囲気が和らぎ、外出や人との接触が少しずつ増えてきたのである。原因よりも、今の生活を少しでもよくすることを考える。当たり前のことであるが、ふと忘れてしまいがちなこの基本を大切にしたい。

ことわざや比喩を用いた助言

　精神疾患を身体疾患にたとえて助言することは、多くの精神科医がしていることであろう。

　知覚過敏や過覚醒が強まり統合失調症が再燃しかけたり、活動性が亢進し意欲的になり躁状態への移行が疑われたりする場合は、「風邪で39度くらいの熱が出ると、解熱薬や抗菌薬を飲まないと苦しいですよね。今のあなたの頭はすごく冴えてピリピリとしていて、身体で

たとえば39度の熱が出た風邪のような状態なんです。今はなんでもできそうな気がするし、大丈夫なような気がするかもしれないけれど、要注意。風邪でもこじらせると肺炎になったり大変ですからね。だから、頭を鎮めるお薬を出すので、飲んでほしい」などと話し、安静を促し服薬を勧める。

「遊ぶこと、笑うこと」を助言する

「遊ぶ」「笑う」は精神科診療においてだけでなく、人生においてとても大切なものである。「遊ぶ」「笑う」ことは精神症状を和らげるだけでなく、人生と生活の質をよくするものとなる。

エピソード

10余年家にひきこもった30代の青年と家族が受診した。「頭がピリピリしびれる。脳神経外科や神経内科で診てもらったが、どこも悪くないと言われた」ということであった。「あなたはずっと家にいて、その間『これではいけない！　何かしなければいけない』と考え続けてきたのではありませんか？」とたずねてみた。すると青年は「そうです。いつもこれからどうしようか、仕事を始めなければいけないと考えていました」と答えたので、「ひょっとして身体にもぐっと力を入れていたのでは？」とたずねると、「ゆっくり休んだことはありませんでした」と答えたのであった。そこで本人と家族に「頭はいつも働いていて休んでいない。身体は疲れていないかもしれないが、頭はへとへと。まず頭を休めましょう」と助言した。「頭を休めるにはどうしたらいいでしょうか？」と本人が質問してきたので、「テレビを見たり、家族と話したりして、笑う。それが一番大切です」と助言した。筆者は10代

の不登校の子どもに対しても同様の助言をする。「家で元気に過ごし、テレビを見て笑えるくらいにならないと、学校に行くことはできません。口数が少なく、元気のない状態で、突然、学校に行く人に私は出会ったことがありません。だから家でしっかり遊んで、しっかり笑う。これが学校に行く準備です」と助言したりする。

エピソード

　診察をしていると、助言が尽きて、何も思い浮かばないことがある。また患者さんが助言を聞けるような状態ではない場合もある。そんなときは「苦しい状態が続いていますね。何かよい助言ができないかと思うのだけど、もう思いつくことは全部されています。今は、ひたすら待つ。粘りながら、何かチャンスが来るのを待つ。そんなときではないでしょうか。粘っていきましょう」と話すことがある。よい助言はないが、チャンスが来るまで粘り強く待つ。これも大切な助言の1つではないかと思う。

「頑張りましょう」と助言する

　筆者の診療に陪席している研修医や学生から、この10年あまり、「先生は、よく患者さんに『頑張りましょう』と言っていますね」と言われることがある。「あまり言ってはいけない言葉だと思っていましたが、違うのですか？」と質問されるのである。

精神科の治療や援助においては、「頑張りましょう」という声かけはよくないと思われている。特にうつ病親和型性格や執着性格の「真面目」な人のうつ病に対しては「頑張りましょう」は今でも禁忌である。ただ、だからといってすべての場合で禁句というわけではない。

　重要なのは「何を頑張るか」である。仕事や勉強のようなその人が「やらなければ！」と義務感を感じているものを頑張るように励ますと、頑張ろうとするが頑張れないので落ち込むという悪循環に陥る可能性がある。しかし、仕事や勉強以外のことについては、頑張るという助言が有用な場合もある。「どんなことがあっても死んではいけませんよ。生きているのが何よりも大切なこと。考えるのはそれから。とにかく絶対に死なないように、頑張ってください」などという助言は、思いのほか伝わるものである。「ゆっくり休むように、頑張ってください」「手を抜くことを、頑張ってください」「庭に草が生えても絶対に抜かないように、頑張ってください」などのように、休むことと頑張ることという、矛盾した言葉を組み合わせて助言することもしばしばある。「休むことを頑張る」というのは、休むことが今一番に大切であるということを伝えるのに役立つように思う。

　もう1つ、非「真面目」な人の抑うつ状態には、もちろん重篤な場合は休養を提案するが、一般的には軽症・中等症の場合が多く、その際には休養を助言することは少ない。「休むと、仕事（や勉強）がたまり後からしんどくなることが多いので、今は大変しんどいとは思うけど、思いきって頑張って、仕事（や勉強）を続けませんか」などと助言する。

　どのような人のどのような状態に、何について「頑張りましょう」と助言するか、あるいは一切しないかについては、総合的に判断する必要があるが、「頑張りましょう」は決して禁句などではなく、時には必要な励ましの言葉であるということを理解しておいてもらいたい。

日常生活に焦点を当てる—根源的な問題を日常生活の問題におきかえる

　理解としては、その人の悩みや苦しみをできるだけ深くとらえようとするが、治療はできるだけ「浅い介入」を心がける〔「関与はコンサーバティブに、理解はラディカルに—この二重性とバランスとが支持的心理療法の生命線ではないかと思う」（滝川一廣『心理療法の基底をなすもの』）[4]〕。日常生活に焦点を当てて、それに伴う悩みや苦しみに対応する。根源的な問題と日常生活の問題は表裏一体であり、根源的な問題が提起されたとしても、その日常生活上の困難を取り扱う。これをていねいに繰り返しているうちに、より根源的、より本質的な悩み苦しみを、その人なりに解決していくことが少なくない。

　根源的な問いを、日常生活の問題へと変換するという例を挙げてみよう。ある青年とのやりとりである。

青年：先生、僕のような人間が生きていて、いいんですか？
医師：僕は生きている価値があると思うし、生きていてほしいと思うよ。
青年：でも、自分みたいな人間はいなくなったほうがいいんです。
医師：そのようなことをいつも考えているの？
青年：いつも考えています。
医師：それはとても苦しいね。でも時にふっと忘れているときはないの？
青年：…犬と散歩をしているときくらいかな、時に忘れていることがあるのは…。
医師：犬と散歩？　結構歩くの？
青年：1時間くらい。
医師：すごいね！　楽しい？

青年：犬が可愛いから…。（このようなポジティブな言葉を大切にしたい）
医師：近くの公園とか？
青年：川沿いを散歩することもあります。
医師：犬も喜ぶでしょ？
青年：はい。
医師：苦しいけど、散歩でしのいでいこうか？
青年：はい。
医師：最近は寒いから、風邪をひかないようにね。
青年：ありがとうございます。

　やりとりだけを読むと、青年の根源的な問いをそらしているように感じられるかもしれない。筆者は、「生きる・死ぬ」という根源的な問題を正面から面接の主題にする場合も時にはあるが、それよりも青年のなかにほっとする時間や空間はないか、それを見つけて話題にするほうが青年を生きていく方向に押していくのではないか、と思うのである。たとえば、この青年の場合には「犬と散歩する」というほっとする時間があった。もちろん、青年が根源的な問いを抱いているということは頭のなかに留めておくのだが、そのような大きな問いは、生きていくなかで悩みながらその人なりの答えを見つけていくものであろう。根源的な大きな問いの前で立ち止まるよりも、ちょっとした楽しみをふくらませていくように生きていくほうが、その人なりの答えを見つけることができるように思う。
　これはたとえば、うつ病の回復過程にある患者さんに「最近どうですか？」とたずねて、「ちっとも変わりません。しんどいです」という答えが返ってきたときに、もう少し具体的な日常生活のこと、たとえば「食事の味はどうですか？」などとたずねると「時に、美味しいなと思うことがあります」という返事が返ってくる、といった状況に似ている。抽象的、総論的には、「死にたい気持ちでいっぱい」であって

も、日常生活において「ふと、死ぬことを忘れている瞬間」がある。われわれ精神科医は患者さんのそうした瞬間を見つけ、それをふくらませていくことが大切なのではないかと思う。

よい瞬間はないか

　さらに「笑うときはないか」など、ポジティブな瞬間をたずねる。「苦しい、しんどい」という青年に、苦しい話を聞き、「大変だね」などと声をかけながら、「でも、時に笑うようなことはないの？」などとたずねてみる。

青年：笑うことなんてありません。（と、言って笑うこともまれではない）
医師：そうか…。
青年：笑えたら、楽なんですけどね。
医師：そうか、時に笑えるようになるくらいが目標だね。

　このように苦しい話だけで終わらず、笑う、くつろぐなどの、楽しみや潤いへと目を転じさせることも試みるようにする。

雑談をする

　こと精神疾患の診療においては、受診当初は精神症状をめぐっての話題が中心であるが、通院を重ねるうちに精神症状の話題は減り、日常生活のたわいもない話、すなわち「雑談」が増えてくる。精神疾患がよくなるとは、精神症状から日常生活へと話題が移っていくことといっても過言ではない。だから診療において雑談が増えてくること

は、基本的には回復してきているよいサインと考えてよいだろう。

　筆者は積極的に、その人の興味や関心を知り、それをときどきたずねることもある。「あなたの応援している〇〇チームは、今年はどうだろうね？」「今年は〇〇のコンサートに行く予定はないの？」「時に、お笑い番組を見ることは？」など、苦しいときでも興味や関心に関する言葉が1つ2つ出てくることが多いので、それを大切に覚えておいて、その後の診察で聞いていく。そのような診察の主題ではない話題が広がっていくことが大切である。そうすると長年通ってくる患者さんの場合は、日常生活のたわいもない話、雑談が多くなってくる。雑談の合間に、精神症状をめぐる話が入るくらいがよい。そのような外来通院は、かつて地域に存在した「茶飲み話」に近いが、地域のつながりが薄れ、公的福祉サービスが疑似地域のように人を支える社会にあっては、診療が雑談に移行するのは自然なことではないだろうか。

　ただ、精神科医としては、雑談の前後に、「昔、しんどかったアレは大丈夫？」「時に苦しくなることはない？」「前みたいなことはない？」など、さりげなく精神症状をチェックしておく必要がある。筆者はよくなっている症状は「アレ」「前みたいなこと」などと漠然とたずねる。症状を詳細にたずねると、思い出すように症状が悪化することがあるからである。また時間に制約のある外来で、長い雑談はできないので、1回の診察で1つの話題としている。

　そもそも精神障害や発達障害で受診する人は、日常生活において人間関係が乏しく、コミュニケーションが苦手な人が多い。挨拶はできるがそれ以上に話が進むと話せない、必要なことはやりとりできるがそれ以外の話ができない、どのように話をしたらよいのかわからない、一緒に話せる話題がない、など雑談は総じて苦手である。

　だが、焦点の明確でない、話題が移っていくような雑談は苦手であっても、その人の好きなもの、興味のあるものであれば話ができる

場合は少なくない。好きなものや興味のあるものから話し始め、少しずつ話を広げていくのがよいように思う。

　ちなみに診察室以外での、受付スタッフや看護スタッフとの何気ない一言二言の会話、これに最も癒やされて帰っていく患者さんたちもいる。治療的なコミュニケーションはしばしば診察室の外にある。何気ない会話が日常生活のなかでなくなってきている現在、そんな一言二言が患者さんにとって大切なのである。

患者さんの治療意欲と希望を引き出す

　治療は、患者さん（しばしば家族も含めて）の治療意欲によってその成否が異なってくる。精神療法はもちろんだが、薬物療法も治療意欲の影響を受ける。薬の治験でプラセボが一定の割合で効果を発揮するのは、薬への期待や治療意欲が影響しているからであろう。いかに治療意欲を引き出し維持していくかが、精神科診療ではとても重要である。

　患者さんの治療意欲を引き出すためには、前述したように、まずは症状や生活のつらさが治療者に伝わりわかってもらえた、と思ってもらうことが必要である。それが、「精神症状を少しでもよくして、苦しみを減らしたい」という治療意欲の生まれる原点となる。

　さらに、治療意欲を支えるのは希望である。「よくなったら、○○をしてみたい」などという希望を探し、引き出すように努めたい。

穏やかで平和な雰囲気を提供する

　統合失調症、発達障害、認知症などの、対人関係の微妙な雰囲気に敏感な人たちと接する際、治療者は自分自身の気持ちを穏やかにし

て、落ち着いた柔らかな表情と声、雰囲気で出会うように心がける。彼らは、治療者をはじめとする人のなかにある怒りや攻撃的な感情、ぎすぎすした雰囲気がとても苦手である。そのような感情や雰囲気を察知した途端に、能面のような無表情になる人もある。そういう意味では、診察室の雰囲気は大切である。たとえ短い診察であっても、診察室に穏やかさと温かさが漂っていれば、その診察は治療的になると感じている。

　待合室の雰囲気も同様である（p.2参照）。筆者の働いている総合病院の待合室では、日々の診察医と、待っている患者さんの組み合わせで、雰囲気が天気のように変動する。待合室の雰囲気がぎすぎすしたり刺々しくなると、その雰囲気に一部の患者さんが反応し、パニックを起こしたり、診察を受けずに帰ってしまったりすることがある。そのようなときには、スタッフが待合室に出てしばらく一緒に座っているのがよいように思う。

●引用文献
1) 山下 格：精神医学ハンドブック―医学　保健・福祉の基礎知識 第7版．日本評論社，2010
2) 村瀬嘉代子，青木省三：心理療法の基本 完全版―日常臨床のための提言．金剛出版，2014
3) 鶴見俊輔：かくれ佛教．p63，ダイヤモンド社，2010
4) 滝川一廣：心理療法の基底をなすもの―支持的心理療法のばあい．青木省三，塚本千秋（編著）：心理療法における支持．pp46-47，日本評論社，2005

●参考文献
・井村恒郎：心理療法（臨床心理学叢書 第2）．世界社，1952
・土居健郎：新訂 方法としての面接―臨床家のために．医学書院，1992
・中井久夫：精神分裂病者への精神療法的接近．臨床精神医学 pp1025-1034，1974
・中井久夫，山口直彦：看護のための精神医学 第2版．医学書院，2004
・神田橋條治：精神療法面接のコツ．岩崎学術出版社，1990
・村瀬嘉代子：新訂増補 子どもと大人の心の架け橋―心理療法の原則と過程．金剛出版，2009

・成田善弘:新訂増補 精神療法の第一歩.金剛出版,2007
・山上敏子:方法としての行動療法.金剛出版,2007
・村上伸治:実戦 心理療法.日本評論社,2007
・青木省三:精神科治療の進め方.日本評論社,2014

18

治療者の姿勢・態度

「人のこころはわからない」というスタンス

　初々しい研修医時代を経て患者さんを診るようになった精神科医が、精神医学や精神療法を学ぶにつれて、「自分は（誰よりも）人のこころがよくわかる」という雰囲気を醸し出すようになることがある。そして、そのような姿勢で患者さんに接している姿を見ると、大切なものを失ってしまったのではないかととても残念に感じることがある。人は、何かを知らないとき、またよくわからないとき、自ずと謙虚になる。そして少しでもわかろうと努力する。しかし、よくわかると思うようになったとき、謙虚さが失われる。そしていくぶんか高みに立った態度、上から目線になるものである。

　精神科医といえども、一人の患者さんのこころのメカニズムについて機械の仕組みでも説明するかのように説明できるわけではない。今、ここで患者さんが感じていることは、このようなことだろうかと想像はするが、その精度は粗く、内容も外れていることが多いものである。一人の患者さんに会っていて、わかることなどたかが知れている。感じ方・考え方の違う患者さんと精神科医が出会い、「この人は、このように感じ考えているのだ」とわかり合う部分を少しずつ増やし

ていくことが大切なのだと思う。目の前の患者さんをしっかりと診て、少しでもわかろうと努力し続けることに意味がある。

　過信した治療者にならないでほしい。自分の欠点と不十分さを自覚していたいものである。

医師という存在のもつ力

　パニック発作を起こした患者さんが、夜間救急に運び込まれ、身体診察と検査、そして点滴などを受け始めると、多くの患者さんのパニック発作は治まる。それは、パニック発作自体が自然に治まるタイミングであったのかもしれないが、何よりも大きいのは、病院で身体を診てもらい治療してもらえるという安心感、専門性に対する信頼ではないかと思う。だから、診療にあたる医師が慌てていたり、患者さんを叱りつけたりしたら、治るものも治らない。医師と病院は、その存在自体が安心を提供するという治療的な力をもつのである。

　その治療的な力は時にマイナスに働くこともある。医師の言葉を、多くの患者さんは無条件に「正しい」と受け入れやすく、医師が誤ったことを話しても、「正しい」と受けとめられやすい。なんでも「はい」と患者さんに言わせてしまうようになることもある。患者さんが自分の考えや疑問を話しやすいようにと心がけているつもりでも、このようなことが起こる。患者さんが素直に「はい」とか「正しい」と受けとめてくれると、医師自身が「自分の助言が素晴らしい」と錯覚してしまうようになることもある。自分の診療に異議を唱えられる機会がないので、自分の診療の偏りをチェックできなくなるのである。

病気・障害の同質性と異質性

　たとえば軽い強迫症状（自室を出るときに鍵をきちんとかけたかどうか確認する、など）や軽い社交不安症状（同僚と話す際に緊張する、など）をはじめ、軽いうつ症状（気分が暗くなり何事も手につかない、など）、軽い統合失調症様症状（周囲の人が自分のことを話しているような気がする、など）を、私たちは日常生活で、その程度は薄いかもしれないがしばしば経験しているのではないだろうか。「健康」と考えられる治療者が日々経験していることと、患者さんの症状とは連続しており、その程度の重いもの、日常生活に支障をきたすものを「病気」と呼んでいるのではないか、と筆者は考えている。

　これは発達障害でも同様である。私たちは、自分自身が軽い発達障害特性をもっていることを感じることがある。少なくとも筆者は自分のなかに症状や特性があることを感じてきた[1]。なんとか社会に適応し、日常生活を送っているので、病気や障害とは診断されないが、患者さんの症状や特性と、同質なものが連続していると感じている。「病気」と「健康」は同一線上にある、連続したものではないかと思う。

　一方で、患者さんの症状は、治療者でも容易にわかり得ないものである。筆者は研修医時代、うつ病の患者さんに対して「あなたの気持ちはよくわかります。自分もうつっぽくなることがありますから」という言葉をかけたが、あまりよい反応を示さなかったことを覚えている。後から先輩にそのことを話すと、「簡単に"わかる"という言葉を使ってはいけない」と注意された。そのときに教わったのは、「人にはわからない、言葉では説明できない苦しさなんでしょうね」（シュルテ、中井）といった言葉をかけられたとき、患者さんは初めて自分の苦しさが理解されたと感じるということである。たとえば、統合失調症の患者さんが感じる「周囲の人が自分のことを話していて、今にも危害を加えられる」という関係・被害妄想は圧倒的な恐怖を感じさせるもの

であり、これは私たちが「周囲の人が自分のことを話しているような気がして、その場にいづらい」と感じるものとは、その恐怖と確信において明らかに異質な体験である。だからこそ、「あなたの気持ちはわかります」という言葉ではなく、「私の想像を超えた…、きっとものすごく怖いのでしょうね…」といった言葉のほうがいくらかでも通じるように思う。患者さんの症状は、私たちの悩みや苦しみとは、その強度や確信度において、まったく異質なものである。発達障害も同様で、患者さんを生きづらくさせている発達特性と、私たちが自分のなかに感じる特性は、その生きづらさや強度において異なるものである。そのように考えると、患者さんの症状や特性と、治療者がもっているものは、不連続であり、異質なものでもある。これもとても重要な視点である。

この2つ、すなわち同質性と異質性は、どちらかが正しいというものではない。病気や障害と、健康や定型発達とは、連続したものでもあるが、同時に簡単には理解できない異質なものでもある、と両面からとらえることができるのである。たとえば、うつ症状は健康から病気まで連続しているが、うつ病の人の苦しみはその強度と質において、健康な人と異なるのである。これはたとえるならば、光のスペクトラムが連続しているのに実際には異なった色として認識されることと同じである（それだけでなく紫外線や赤外線は連続しているが視認できない）。

筆者はこのように考えるようになってから、治療者の姿勢としては、患者さんの異質な体験を理解しようとする姿勢と同時に、「自分自身のなかにある同質なものを見つけていく」という姿勢が大切ではないかと思うようになった。特に後者に注目し、患者さんの体験と自身の体験は連続したものであり、「人は皆、五十歩、百歩」（中井）と考えることが、健康な治療者が病気の患者さんを治療するという、「シロがクロを叩く」ような外傷的、破壊的な治療となることへのブレーキと

なるのではないかと思うようになった。

　目の前の患者さんと治療する自分（筆者）との間に、大きな違いはないのではないか。すべての人は、その程度は別として、病気や障害をもっているのではないか、そしてそういう意味で人は白や黒ではなく、「人は皆、グレーゾーンに生きる」[1]と考えると、治療や支援は、その程度の薄い（軽い）人が、その程度の濃い（重い）人を助ける、相互扶助（助け合い）に近いものになる。その結果、相手の痛みを感じながらの治療や支援につながり、外傷的、破壊的な診療となるリスクを減らせるのではないかと思う。

　中井は、「ともに病みうる人間」として次のように記している[2]。

　「だれでも病人でありうる。たまたま何かの恵みによっていまは病気でないのだ」という謙虚さが、病人とともに生きる社会の人間の常識であると思う。これが看護なり医療なりの原点である。ともに病みうる人間、ともに老いゆく人間として、相談にのり、手当をする。むずかしい病でもなんとかしようとする。

（「看護のための精神医学　第2版」p.6、2004）

"中立的な態度"とはどういうものか

　精神科や心理の臨床においては、適切な距離を保つこと、特に少し距離をとった中立的な態度が重要であり、家族や友人のような思い入れの強さは慎まなければならないといわれている。ただ、何が「中立的なのか」は各人によって、そして世代や文化によって相当に違っている。たとえば、筆者が若かった頃は、患者さんに対して親身になりすぎて「中立的」でなくなる若い精神科医や心理士が多かった。そのため、先輩たちは患者さんと距離をとるように後輩に指導することが

多かった。だが近年、そのような若い治療者は減り、最初から距離がとれている人が増えている。これはよいことなのだろうか。最近の若い人に多い「あっさり」とした態度は、家族も知人ももたず一人きりで生きている患者さん、コミュニケーションが苦手で人と言葉が通じず苦しんで生きている患者さんなど、あまりにも孤立と孤独が強い患者さんにとっては、拒絶に近いものと感じられる可能性がある。

　もちろん、治療者が患者さんの困っている事態を冷静に見つめ、自分のできることとその限界を見定めて診療にあたるという姿勢は不可欠である。また親身になるがあまり、患者さんとの距離が近くなりすぎ、その結果全体の状況が見えなくなって、家族や周囲の人と対立したりすることなどは避けなければならない。そのような大前提を守ったうえでのことではあるが、社会全体が「あっさり」となってきている現代においては、むしろ親身になることが求められているのではないだろうか。患者さんのおかれている現実の大変さを理解し、少しでもその生活がよくなるように何かよい方法はないかとともに考える、何か公的な支援を得られないかと考える、というような姿勢が求められる。

患者さんとの距離のとり方——近くか、遠くか

　では、実際に患者さんとの距離はどのようにとるのがよいのだろうか。距離を近くにとると、きめの細かい情報が得られる反面、視野は狭くなり、目の前の情報に振り回されやすくなる。患者さんの気持ちや考えを感じとりやすい反面、感情が揺れ動きやすく不安にもなりやすい。距離を近くにとる治療者に対して、患者さんもさまざまな感情的反応を起こしやすい。それが、信頼関係を築く契機となりプラスに働くこともある。しかし、これまでに人との近い距離を経験したこと

がない患者さんには、過剰な依存や、依存と反発の繰り返しを引き起こしたり、時には近さが怖さになることもある。患者さんの主観的な体験に目を注ぐことが増えると、患者さんからの悩み相談が多くなり、それらを治療者が抱えこんで、動きがとれなくなる場合もある。

　一方、距離を遠くすると、全体を俯瞰する広い視野が得られやすく、広くきめの粗い情報が得られる。目の前の情報に振り回されにくく、診断には適した距離である。ただ、患者さんは距離を遠くにとる治療者に対して、「いつもパソコンの画面ばかり見ている」「もっと話を聞いてほしい」などの感情的な反応を起こすことがある。その結果、治療者への人としての期待は減り、薬への期待に変わることもある。

　というわけで、最終的には近すぎず遠すぎず、ほどよい距離が求められるのだが、これがなかなか難しい。治療者によって自身が落ち着く距離というものがあり、また患者さんによっても求められる距離が異なる。治療者との距離を遠くに保とうする患者さんには少し近めの距離を心がけることが、反対に距離を近くに保とうとする患者さんには少し遠めの距離を心がけるのがよいと思う。

患者さんとの距離の調整の仕方──近くから、遠くへ

　小学校で顕微鏡の使い方を習う際に最初に教わるのは、一番近い距離に対物レンズをもっていき、そこから次第に離していくということである。遠くから近くに合わせていくと接近しすぎて見ようとしているものを壊してしまうことがあるからだ。それと同様に、患者さんとの距離のとり方を覚える際も、先輩からの指導が得られる時期にまず近い距離を経験し、その経験を生かしながら、次第に距離を空けていき、適切な距離を探るのが望ましい。近い距離で診療していると、患者さんは不安定になりやすく、周囲の先輩・同僚などから「距離が近

すぎるよ。それでは患者さんが苦しい」などと指摘されることがある。時には患者さんと治療者がほとんど一体となり、治療者が患者さんの気持ちや不安を自分のことのように感じてともに不安定になることもあり、先輩や同僚をハラハラさせることがある。近い距離の診療の問題点に気づき、自分なりに距離を少しずつ空けていく。これが一番無理のない適切な距離の覚え方である。研修医は担当している患者さんの数が少ないので、時間を十分にとりやすく、自然に近い距離になりやすいが、経験を重ねるにつれて、次第に冷静に観察することもできる適切な距離となっていく。大切なのは「近くから遠くへ、親身に加えて冷静に」である。

では、近い距離がもともと苦手で普段から距離をとって人とかかわっている人が治療者としてやっていくにはどうしたらよいか。冷静に観察するという遠い距離を少し近い距離にしていくには、患者さんの立場に身をおいて考え、患者さんの悩みや苦労を受けとめ、「大変だろうな」と感じること。それを繰り返し練習することである。「いつも、一歩親身になる」ように心がけることが求められるのである。

治療者は「冷静で親身な第三者」であるべき

病気をめぐって家族の関係がうまくいかなくなり事態が込み入ってくると、当事者だけで解決するのが難しくなる。だからこそ、患者さんには、冷静に話を聞き親身に助言してくれる第三者としての大人の存在が必要となる。それは家族や友人ほど近くなく、他人ほど遠くはない大人である。精神科医や心理士は事態に巻き込まれていない、利害関係のない第三者として、冷静かつ親身に相談に乗ることができる。

われわれ治療者は、第三者であることが必要である。専門家であろうとも、自分の家族が患者さんになった際には、冷静さを保つことは

できなくなる。家族としての複雑な気持ちや、患者さんのちょっとした言動への感情的な反応に振り回されてしまうであろう。

　だからこそ、精神科医や心理士は、たまたまの役どころとして、冷静で親身な第三者として存在しているということを忘れてはならない。家族は24時間365日患者さんと接しているが、精神科医や心理士は長くても1週間に1時間程度である。家族が主役、精神科医や心理士はあくまで脇役なのである。

治療者が自身のコンディションを自覚する

　精神科医を続けていると、なかなか改善しない苦しい症状、解決の糸口の見えない話、厳しい現実生活など、すぐに助言や支援を思いつかない話を聞くことが増えてくる。話題も症状の話よりも人生や生活の話が多くなってくる。気がついてみると1日外来をしていて、ほとんどの患者さんがそのような話をしていく場合もある。当たり前であるが、よくなった患者さんは治療が終結し、受診しなくなるので、外来はなかなか治らない長期にわたって受診してくる患者さんが増えてくる。それがまた外来の長引く要因となったりする。長期化、慢性化した患者さんには「○○療法」という特別な精神療法や薬物療法はあまり役立たず、話を聞くことと生活を支援することしかできない、という状況になりやすい。そのように話を聞いていると、1日の診療が終わると、ぐったりと疲れることも少なくない。それどころか日を越しても疲れがとれないこともある。そんな状態が続くと、治療者に求められている（もちろん患者さんもそうなのだが）、いくらか肯定的な人生観や楽天的な考え方、そして生きる希望が薄らいでくることがある。こうなると治療者としての危機である。

　このような危機に対して私たちはどうしたらよいのだろうか。

まず、治療者が疲労を自覚し、疲労の蓄積を避けることである。疲れてくると診察に笑いがなくなる。筆者は、1回の診察で少なくとも1回は患者さんの笑顔が見られるようにと思っているが、治療者が疲れると診察でのユーモアや笑いがなくなり、診察の治療力が落ちる。
　それだけでなく、できるだけ仕事一筋にならないことである。診療以外のぼんやりとした時間、診療以外の楽しみのチャンネルを増やし心地よい刺激を入れるなど、絶えず仕事モードを休養モードに切り替える。治療者が楽しみをもち、人生を肯定的に生きていることや、なんらかの希望をもって生きていることが、患者さんに伝わり、患者さんを支える基盤となるのである。

治療者に必要なのは仲間である──孤立を防ぐ

　治療者は診察の合間や終了後のスタッフとの些細な会話、休憩時間のちょっとした雑談や家に帰る前の雑談などに、実は大きく支えられている。野球でいえば投手を守ってくれる野手たちがいるように、診察という1対1の場面で治療者はやはり不安や緊張を感じるものであり、自分がどの程度自覚しているかは別として、治療者は自分の後ろにいる人たちに護られているのである。
　休憩時間や雑談のない職場で働く治療者は、外から診察室に入り、患者さんの診療を終えて、そのまま帰っていくという毎日になり、孤独になりやすい。診察室での患者さんとの話はやはり治療や支援としての会話であり、治療者が弱音や愚痴や不安を話すものではない。だからこそ、同僚とそのようなことを話すのが実はとても大切なのである。診療はいくら1対1であろうとも、実は仲間と一緒にチームでやっているという認識が必要である。自分の後ろに誰かの存在を感じることができるとき、初めて治療者は患者さんに、安心と安全を提供

することが可能になるのである。

　診療の合間のちょっとした無駄話、昼食時の雑談、時には仕事終了後の食事会や飲み会、これらによって、治療者は、そして診療は支えられているということを忘れないでほしいし、大切にしてほしい。

●引用文献
1) 青木省三：ぼくらの中の発達障害（ちくまプリマー新書）．筑摩書房，2012
2) 中井久夫，山口直彦：看護のための精神医学 第2版．医学書院，2004

●参考文献
・ヴァルター・シュルテ（著），飯田 真・中井久夫（訳）：精神療法研究．岩崎学術出版社，1995
・中井久夫：治療文化論―精神医学的再構築の試み（岩波現代文庫）．岩波書店，2001

おわりに

　精神科の研修医となり、患者さんを少しでも深く理解し、少しでも質のよい診療を提供したいと思いながら、日々診療を続けているうちに、気がついてみると40年が経った。だが、まだまだこれから、少しでも診療の質を向上させていきたいという気持ちで、今も毎日を過ごしている。だから本書は筆者なりの現時点の中間報告でもある。若い頃には先達や先輩から多くを学んだが、ありがたいことに、次第に後輩から学ぶことも増えてきた。何よりも、皆で集まって話をしていると、互いに刺激を受けるし、新しい考えが浮かんできたり、冷静に自分を振り返ったりすることができる。

　本書の骨子は、教室での新人クルズスで7～8回にわたって話したものである。新人だけでなく、ほとんどの教室スタッフが参加し、筆者の話したことに対して、それぞれが自分の感想や経験を話すという貴重な時間であった。それによって、筆者は自分の考えを整理し、あらためて考え直したり、考えを深めたりすることができた。筆者の経験は、教室スタッフとのやりとりを通して、明確な形になっていったのである。川崎医科大学精神科学教室の諸先生方に心より感謝申し上げる。

　本書は医学書院医学書籍編集部の松本哲さんに原稿の疑問点などを指摘してもらい、筆者がそれに答える対話形式のような作業で形を整えていった。また装丁については、デザイナーの糟谷一穂さんが「さまざまな形」「使い方は自由」「そばにおきたい」というようなイメージを、古い器に託してくださった。心より御礼申し上げる。読み手の方々がそれぞれに精神科診療のかけがえのない美しい器になっていた

だければ幸いである。

　本書を読んでいただくと、筆者の診療は、同僚精神科医、看護スタッフ、臨床心理士、作業療法士、精神保健福祉士をはじめとするすべての職種のスタッフと協同しながら行う総力戦であることを感じていただけると思う。仲間としてともに働いた川崎医科大学附属病院11階南病棟（精神科病棟）、心療科外来、臨床心理センター、精神科作業療法室、医療福祉相談室、教室秘書のスタッフの方々に、あらためて感謝申し上げる。

　最後に、いつも筆者の話を聞き文章を読み、的確な助言をしてくれる、後輩であり長年の同僚である村上伸治先生に重ねて感謝申し上げる。

2017年2月

　　　　　　　　　　　　　　　　　　　　　　　　　　青木省三

索引

欧文

ADHD（attention-deficit/hyperactivity disorder） 181
DSM 148
DV（domestic violence） 209
ICD 148
PTSD（posttraumatic stress disorder） 201

和文

【あ行】

アスペルガー 173
アセスメント 4
阿吽の呼吸 96
相槌を打つ 92
挨拶の基本 15
暗黙の了解 96
いじめから守る 133
異質性と同質性 270
異物化 31
意欲低下 33
意欲と気分のズレ 73
ウィング 173

うつ病
　——，重症の 6
　——の回復過程 166
　——の発病過程 166
うなずく 92
受付時の様子 1
オープン・ダイアローグ 166

【か行】

カナー 172
仮説 122
家族
　——の支援 59
　——や付き添いの人の話 24
家族歴 57
家庭内暴力 209
回復過程，うつ病の 166
回復過程，統合失調症の 161
回復の兆候 105
外在化 31
観察的態度 63
きょうだい関係 62
気分と意欲のズレ 73
既往歴 57

記述精神病理学　157
器質的な要因　25
客観的な観察　64
共感する言葉　42
共感的態度　63
教育歴　55
緊急性のアセスメント　4
グレーゾーン　174
グレーゾーン診断　154
草取りうつ病　251
ケース・フォーミュレーション　122

幻覚　33
言語的表出　72
コミュニケーション
　――，患者さんにとっての　91
　―― についての質問　77
　―― の障害　175
こだわり　178
こだわりスペクトラム　79
五月病　167
抗不安薬　236
言葉のキャッチボール　95

【さ行】
雑談　263
シュビング法　166
支援と治療　213
支持的精神療法　248

仕事歴　56
自己肯定　249
自殺企図　6
自殺念慮の確認　45
社会性　77
　―― の障害　175
主観的な体験の理解　63
主訴のたずね方　27
受診の経緯　20
助言　253
紹介状　13
障害者差別解消法　224
状態像診断　156
心理検査　86
身体状態の緊急性　6
診察室とじこもり反応　3
診断　144
診断基準　148
人生と生活　213
生活史　121
生活支援　226
生活と人生　213
生活歴　55
成人の発達障害　174
性格のたずね方　75
精神交互作用　255
精神障害者年金　228
精神状態の緊急性　5
精神療法　245

摂食障害　7

【た行】
他者配慮性と対人過敏性　76
多剤併用　238
対象化　31
地方での診療　8
治療と支援　213
中断，通院の　87
中立的な態度　272
注意欠如・多動症　181
注意力　79
直面化　36
付き添いの人の話　24
手抜きの勧め　89
出会いと別れ　252
適応障害　126
トラウマ　200
都会での診療　10
閉じられた質問　27, 39
統合失調症
　―― と発達障害の鑑別　183
　―― の回復過程　161
　―― の発病過程　161
同質性と異質性　270

【な行】
認知行動療法と森田療法　255

【は行】
発達障害　172
　――，成人の　174
　―― と統合失調症の鑑別　183
　―― の反応性精神症状　169
発達障害圏の特性　28
発達障害圏の人への面接　46
発達特性のたずね方　75
発達歴　55
発病過程，うつ病の　166
発病過程，統合失調症の　161
反応性精神症状　158
　――，発達障害の　169
反復性うつ病　139
非言語的表出　72
非定型・非典型な病像　149
被害妄想　69
悲哀不能　168
一人での受診　23
人付き合い　77
表情，患者さんの　18
表情と話す内容のズレ　74
評価　144
開かれた質問　27
フラッシュバック　201
プラセボ効果　236
不安症状　32
不注意　79
不眠　44

負荷の増加と精神症状　123
夫婦の関係　61
複雑性PTSD　201
ホームヘルプサービス　226
訪問看護　226
暴力の予防，患者さんからの　83

【ま行】
マインドフルネス　255
待合室の雰囲気　2
三つ組の障害　173
診たて　122
妄想　33
物盗られ妄想　136
森田療法　255

問診　81
問診表　11

【や行】
ヤスパース　157
薬物療法　231
抑うつ状態の患者さんへの面接
　　　　　　　　　　　　40

【ら行】
リフレーミング　249
了解可能と了解不能　157

【わ行】
別れと出会い　252